UEBER DIE

NOTHWENDIGKEIT DER EINFÜHRUNG

VON

SCHULÄRZTEN.

Von

HERMANN LUDWIG COHN,

DR. MED. ET PHIL.,
PROF. AN DER UNIVERSITÄT BRESLAU.

LEIPZIG,
VERLAG VON VEIT & COMP.
1886.

Besonders abgedruckt
aus der
„Zeitschrift für Hygiene."
Herausgegeben von Koch und Flügge. Erster Band.

Druck von Metzger & Wittig in Leipzig.

Vorwort.

Das Interesse, welches gerade jetzt nicht nur von den Hygienikern, sondern auch von weiteren Kreisen der Schularztfrage zugewendet wird, dürfte es rechtfertigen, wenn der nächstfolgende Aufsatz, welcher zunächst in der Zeitschrift für Hygiene veröffentlicht worden, nunmehr auch als besondere Broschüre herausgegeben wird. Vielleicht dürfte es für Behörden, Lehrer und Augenärzte nicht ganz ohne Bedeutung sein, die Geschichte der Schularztfrage, die mannigfachen Controversen über die Erheblichkeit der während der Schulzeit erworbenen Kurzsichtigkeit und auch die im Auslande bestehenden Bestimmungen über die Thätigkeit der Schulärzte etwas näher kennen zu lernen.

Mögen die folgenden Zeilen freundliche Aufnahme und eine wohlwollende Beurtheilung finden! Mögen sie auch der Schuljugend zum Nutzen gereichen!

Breslau, 14. Juli 1886.

Der Verfasser.

Vor einigen Wochen machte Hr. College Dr. Theodor Körner in der Sitzung der hygienischen Section die betrübende Mittheilung, dass von 62 Schülern einer hiesigen Kleinkinderbewahranstalt 13 in kurzer Zeit an Diphtherie gestorben seien, während zur Zeit in ganz Breslau nur noch 26 Todesfälle durch diese Krankheit verursacht worden. Jener Fall war recht geeignet, die Frage von der Nothwendigkeit eigener Schulärzte zum Gegenstande einer besonderen Debatte zu machen. Die hygienische Section theilte diese Ansicht und betraute mich mit dem einleitenden Referate.

Da dasselbe nur die Grundlage der Discussion zu bilden bestimmt war, schien grösstmöglichste Kürze geboten. Auch musste bei der überwältigenden Fülle des Materials die Hoffnung auf erschöpfende Vollständigkeit von vornherein aufgegeben werden.

Dagegen schien es angezeigt, der eigentlichen Darstellung der Aufgaben der Schulärzte eine historische Skizze vorauszuschicken, einen comparativen Ausblick auf das Ausland anzureihen und schliesslich einige Vorschläge speciell für Breslau mitzutheilen.

I. Geschichte der Schularzt-Frage in Deutschland.

Der Ruf nach hygienischer Beaufsichtigung der Schulen ist keineswegs neu. Der erste, welcher den Wunsch aussprach, dass die Schulen ärztlich beaufsichtigt werden müssten, war Johann Peter Frank. Er setzte bereits 1780 über sein hochinteressantes Capitel von den Schulen und dem Unterrichte der Jugend (System einer öffentlichen medicinischen Polizei Bd. II) das Motto:

„Ihr lehrt sie Religion,
Ihr lehrt sie Bürgerpflicht,
Auf ihres Körpers Wohl
Und Bildung seht Ihr nicht."

Das Capitel selbst begann Frank mit den Worten: „Auf keinen Gegenstand hat gewiss die Gesundheitspolizei mehr zu wachen, als auf den Theil der öffentlichen Erziehung, durch den wir erst zu nützlichen Bürgern des Staates werden." (S. 460).

Die ersten ärztlichen Visitationen eines Theiles der Schulen scheinen in Württemberg vorgenommen worden zu sein; wenigstens erzählt Med.-Rath Gross[1] in Ellwangen, dass dort schon seit 1814 ärztliche Revisionen eingeführt gewesen sind.

Dass die Wünsche Peter Frank's in Praxi nicht besonders beachtet worden sein müssen, folgt aus einem viel citirten Aufsatz, welchen Lorinser schrieb, und der unter dem Titel „Zum Schutze der Gesundheit in den Schulen" in der medicinischen Zeitung 1836 erschien. Einige süddeutsche Staaten folgten den Winken Lorinser's; so ordnete die badische Regierung am 13. August 1841 an, dass sämmtliche Physikate zur sanitätspolizeilichen Aufsicht über die Schulen in den Städten und den Landgemeinden angewiesen seien; auch erliess sie am 16. October 1844 eine Instruction, welche bestimmt, „dass beim Neubau, sowie bei solchen Erweiterungen und Abänderungen der Schulhäuser, wobei sanitätspolizeiliche Fragen in Rücksicht kommen können, die betreffenden Physikate über die Baupläne um ihre Genehmigung vernommen werden sollen.[2]

Aehnliches geschah 1843 von der Kgl. bayerischen Regierung der Oberpfalz.[3] Dies genügte aber nicht, und Schraube verlangte mit Recht im Jahre 1859 „fortwährende Controlle des gesammten Schulwesens durch die betreffenden Sanitätsbeamten und demgemäss eine staatlich geregelte Stellung der Sanitätsbeamten gegenüber der Schulen."

Allein es blieb bei den frommen Wünschen. Erst vor 20 Jahren wurde die Aufmerksamkeit der Aerzte und der Behörden von neuem auf diese Fragen gelenkt, und zwar durch die bahnbrechenden Unter-

---

[1] *Grundzüge der Schulgesundheitspflege.* Nördlingen 1878.

[2] Vgl. Schraube, *Die sanitäts-polizeiliche Beaufsichtigung der Schulen.* 1859. S. 62.

[3] Vgl. Schürmayer, *Handbuch der medicinischen Polizei.* Erlangen 1848. S. 153; citirt bei Falk S. 84.

suchungen, welche Fahrner in Zürich über Schultische publicirte.[1] Ein gleiches Resultat erstrebten auch meine Untersuchungen,[2] sowie eine Reihe von Vorträgen, welche ich hier in der pädagogischen Section 1865 bis 1866 über Kurzsichtigkeit der Schulkinder gehalten (eine hygienische Section existirte damals noch nicht). Jener Section gebührt das Verdienst, eine Commission von acht Schulmännern und vier Aerzten gewählt zu haben, welche Vorschläge für die Verbesserung der Schulzimmer, auf deren Uebelstände ich hingewiesen hatte, machen sollte.

Diese Commission bestand aus: Prorector Dr. Marbach, Rector Dr. Bach, Gymnasiallehrer Dr. Meister, den Elementarlehrern Seltzsam, Stütze, Kühn und Dietrich, Geh.-Rath Prof. Dr. Göppert, Prof. Dr. med. Förster, Dr. med. Asch und mir.

Wir arbeiteten ein Promemoria aus, das am 30. März 1866, also jetzt vor 20 Jahren, von der Section angenommen und an die Schulbehörden verschickt wurde.[3] Dieses „Zur Verbesserung der Schulzimmer" betitelte Elaborat, das hauptsächlich die Licht- und Subsellienverhältnisse betraf, fand leider sehr wenig Beachtung. Bestehen doch heut nach 20 Jahren noch Schullocale, die die Commission damals schon als zu dunkel bezeichnet hatte. Während in dem Promemoria gesundheitsgemässe Subsellien empfohlen wurden, schaffte die städtische Schulverwaltung auch für die neuen Schulen immer weiter Tische nach den alten schädlichen Modellen an.

Nachdem dieser Missstand nach der Eröffnung des neuen Johannes-Gymnasiums in einer Sitzung der vereinigten pädagogischen und medicinischen Section[4] am 31. Januar 1873 zur Sprache gebracht worden, wurden einige Aerzte, unter denen auch ich mich befand, von der städtischen Schuldeputation zugezogen, um die Subsellienfrage mit ihr zu berathen. Die Schuldeputation besuchte während einer Schulstunde eine Klasse, in welcher Schüler an Pulten sassen, die freilich modern, aber nicht ihren Körpergrössen angepasst waren; sie fand natürlich, dass man auch an solchen Pulten schlecht sitzen könne. Darauf wurden die Aerzte von den Pädagogen in der Schuldeputation überstimmt, und es wurde die weitere Einführung von Subsellien mit horizontaler Plusdistanz beschlossen. Da ich diesen Beschluss für einen für Generationen verhängnissvollen ansehen musste, schied ich mit einem motivirten Separatgutachten aus der Schuldeputation aus.

---

[1] *Das Kind und der Schultisch.* Zürich 1865.

[2] *Die Augen von 10,060 Schulkindern.* Leipzig 1867.

[3] Vgl. *44. Jahresbericht der schlesischen Gesellschaft für 1866.* S. 17.

[4] Vgl. meinen Vortrag: „Die neuen Subsellien im Johannes-Gymnasium" im *Jahresbericht der schlesischen Gesellschaft für 1873.*

Die Commission hatte leider in dem Promemoria 1866 vergessen, die Einführung von Schulärzten zu beantragen: weil es an solchen fehlte, blieben, wie ich glaube, ihrre Vorschläge erfolglos.

Im Jahre 1868 erschien eine höchst lesenswerthe Schrift von Dr. Friedrich Falk in Berlin, betitelt: Die sanitätspolizeiliche Ueberwachung höherer und niederer Schulen und ihre Aufgaben (Leipzig). In derselben wurde betont, dass der Kreisphysicus gewissermaassen als der geborene ärztliche Visitator der Schulen seines Bezirkes angesehen werden müsse. Falk stellt fast alle Aufgaben, welche dem Schularzte zufallen, namentlich betreffs der Begutachtung des Schulhausplanes gut geordnet zusammen (S. 86 bis 88). Er wünscht alle Semester eine Inspection der Schule. Falks Schrift ist überhaupt noch heut eine ausgezeichnete Fundgrube für den Hygieniker.

Im Jahre 1869 schrieb Virchow auf Veranlassung des Unterrichts-Ministers Hrn. v. Mühler einen trefflichen kritischen Aufsatz „über gewisse, die Gesundheit benachtheiligende Einflüsse der Schulen“ (Berlin, Reimer), in dem er alle bis dahin erschienenen Arbeiten auf ihren Werth prüft, und in welchem er schliesslich (S. 24) sagt: „Die Ueberwachung und zum Theil Ausführung dieser Maassregeln und Vorschriften müsste in jedem Schulbezirke einer Commission übertragen werden, in welchen als ständiges Mitglied ein Sanitätsbeamter oder je nach der Grösse des Bezirkes mehrere solche Beamte zu sitzen haben. . . . In der Schulcommission ist die Ausgleichung der verschiedenen Anschauungen herbeizuführen, indem Schulmänner und Aerzte sich gegenseitig aufklären und überzeugen. Nur in dem Zusammenwirken der verschiedenen Sachverständigen gewinnen Staat und Gemeinde das geeignetste Aufsichtsorgan, welches die Lösung der grossen Aufgabe der Gegenwart genügend überwachen kann: körperliche und geistige Gesundheit und Ausbildung des nachwachsenden Geschlechts.“

Im Jahre 1877 erschien eine geharnischte Schrift von Dr. Ellinger in Stuttgart: „Der ärztliche Landesschulinspector, ein Sachwalter unserer misshandelten Schuljugend.“ Hier wurde in der allerdringendsten Weise die Einführung von Schulärzten gefordert; bei der besten Absicht ist aber die Form seiner Schrift zu scharf; sagt er doch selbst in der Einleitung, er habe das Rauhborstige absichtlich seiner Schrift nicht genommen. Ellinger, der das Wort „Schularzt“ erfunden, sagt S. 42: „Gegen den Vorschlag eines Landes-Schulinspectors hat man immer wieder den Kostenpunkt hervorgehoben. Wenn nun aber für die Militärpferde ein eigener Corps-Rossarzt angestellt ist, dann können wohl auch die Kinder einen Arzt, der speciell für ihr körperliches Wohlbefinden besorgt ist, prätendiren, und wenn erst neulich in Würtemberg 20,000 Mk. als

Prämien für Fohlenzüchter und ähnliche Summen für Zucht von Rindvieh, Schafen und Schweinen exigirt worden sind, dann wird man wohl auch die Kosten nicht für eine verbesserte, sondern für die beste Gesundheitspflege, selbst für bezügliche Prämien an Schullehrer aufzubringen im Stande sein.“ Uebrigens meint Ellinger, die Kosten seien gar nicht so bedeutend, mit 5000 bis 8000 Mk. jährlich könne man einen tüchtigen Arzt gewinnen. Mir scheint, dass ein einziger Arzt für die vielen Schulen nicht das Nöthige thun kann.

Im Jahre 1877 ferner erschien das umfassende Werk von A. Baginsky über Schulhygiene (Stuttgart, Enke), in welchem ein Schlusscapitel dem Schularzt gewidmet ist; darin gelangte der Verfasser, wie es auch gar nicht besser geschehen konnte, im Wesentlichen zu gleichen Resultaten wie Falk, wich aber darin von ihm ab, dass er nicht bloss einen Schularzt wünscht, sondern auch einen Schulinspector, der Lehrer sein könne, und der gewissermaassen der Assistent des Schularztes sein solle. Die Aufgaben des Schularztes sind fast genau wie bei Falk definirt, aber Baginsky beharrt nicht darauf, dass der Betreffende der Physikus sein müsse, sondern fordert mit Recht, dass jeder Arzt, der die Fragen verstehe, Schularzt sein könne; die Befähigung dürfe von einem Examen abhängig gemacht, der Gemeinde solle die Wahl, der Regierung die Bestätigung des Schularztes überlassen werden. Von dem Schulinspector verlangt Baginsky, dass er alle nöthigen Messungen ausführen, Notizen machen, die Heizung, Beleuchtung, Ventilation, Retiraden controlliren und alle Klagen dem Schularzte mittheilen solle; er müsse nur „wenig Unterricht geben und für seine Mühewaltung günstiger honorirt werden.“

Es ist nicht recht einleuchtend, wozu ein Inspector angestellt werden soll, der alle die Klagen notirt und sie erst nach einiger Zeit dem besuchenden Arzte vorträgt; es scheint mir, dass der Arzt das alles eben selbst und besser machen und gleich die nöthigen Anordnungen treffen kann; doch lässt sich ja über die Opportunität dieser Einrichtung streiten. Ein entschiedener Fortschritt Baginsky's liegt darin, dass er nicht, wie Falk, nur alle Semester eine Inspection, sondern eine fortlaufende beständige ärztliche Beaufsichtigung der Schulen wünscht.

Im Jahre 1877 wurde auch von dem in Nürnberg tagenden hygienischen Congresse die Frage des Schularztes erörtert und die These angenommen: „In allen Schulbehörden müssen neben den Verwaltungsbeamten und Mitgliedern der Vertretungen, welchen das Geldbewilligungsrecht zusteht, auch Schulmänner und Aerzte Sitz und Stimme haben. (Bericht des Congresses. Braunschweig, Vieweg.)

Im October 1880 hielt ich auf der Naturforscher-Versammlung in Danzig in der allgemeinen ersten Sitzung eine Rede „über Schrift, Druck und Kurzsichtigkeit."[1] Im Schlussworte forderte ich energisch die Bestallung von Schulärzten. Um der Opposition willen, der jene Forderung dort begegnete, sei es gestattet, jenes Schlusswort hier einzufügen. „Es fehlt, schloss ich, in Deutschland bis jetzt eine Behörde, die alle diese wichtigen Fragen durch eigene Versuche prüft und fördert, und es fehlt eine zweite Behörde, die die Ausführung der hygienischen Maassregeln streng überwacht. Das Reichsgesundheitsamt hat dem Reichstage in einer Denkschrift erklärt, „dass es keinen Zweig der öffentlichen Hygiene giebt, welchem dasselbe nicht seine Aufmerksamkeit zuzuwenden sich verpflichtet fühle." Nun, das wäre so recht die Sache eines so wichtigen Institutes, unter dessen vielen Mitgliedern leider allgemein ein Augenarzt vermisst wird. . . . Aber damit allein ist noch nichts gethan; es handelt sich, wenn wir den Schäden, die ja in Menge schon aufgedeckt sind, wirklich zu Leibe gehen wollen, um einen Beamten, der mit dictatorischer Gewalt ausgerüstet alle schlecht beleuchteten Schullokale schliessen, elendes Mobiliar kassiren und die Gemeinden zu sofortiger Anschaffung von körpergerechten Subsellien zwingen, Schulbücher, die zu klein und zu eng gedruckt sind, beseitigen, den Lehrplan mit Rücksicht auf Ueberanstrengung mit zu bearbeiten, genug alle Schädlichkeiten mit fester Hand zu entfernen hat, die das Auge unserer Schuljugend bedrohen, mit einem Worte: um den Schularzt. Derselbe müsste mit den grössten Machtvollkommenheiten ausgerüstet werden und hätte in mancher Stadt wahrlich reichlich zu thun."

„Ist es z. B. zu billigen, dass noch heut in Breslau in Schulen Unterricht ertheilt wird, die bereits vor 15 Jahren von einer Commission von Aerzten und Pädagogen als zu finster bezeichnet wurden? Ist es zu billigen, dass im Elisabeth- und Magdalenen-Gymnasium, deren Primen und Secunden durch die Zahl ihrer Kurzsichtigen eine traurige Berühmtheit erlangt haben, in einer Anzahl von Klassen mehrere Stunden am Tage Gas und noch dazu in offenen Flammen ohne Glocke und Cylinder gebrannt werden muss?"

„Allerdings werden die neuen Gymnasien besser gebaut; aber immer wieder neue Generationen werden in die alten Schulhöhlen, gestatten Sie den Ausdruck, hineingezwungen. Und wir kennen wenigstens die Mehrzahl unserer Klassen und haben die schlechten öffentlich nominirt; aber wie viele unter den 60000 Schulen Deutschlands existiren, die nie ein ärztlicher Fuss betreten hat? Wie wenige Lehrer können sich überhaupt erinnern, einen Arzt in ihrer Klasse gesehen zu haben? . . . Ich kann durchaus keinen zwingenden Grund einsehen, warum als noth-

[1] Vgl. *Tageblatt der Naturforscher-Versammlung.* Nr. 3.

wendiges Attribut der Gelehrsamkeit auch die Kurzsichtigkeit in unseren Lehranstalten mit erzeugt werden müsse."

Nach meiner Rede hielt der Danziger Oberbürgermeister v. Winter einen Vortrag über Canalisation und opponirte, obgleich doch die Myopie gar nicht mit der Canalisation in Zusammenhang steht, auf das Schärfste gegen den dictatorischen Schularzt und meinte, man müsse lieber warten und sich bemühen, in immer weiteren Kreisen die Einsicht von der Nützlichkeit und Nothwendigkeit von Reformen zu verbreiten.[1] Dieses Warten ist aber meiner Ansicht nach hier ganz am falschen Platze; denn trotz dieses Wartens und trotz beständiger Besprechung und Belehrung ist seit 20 Jahren die Kurzsichtigkeit bei Tausenden von Schülern in Breslau wenigstens befördert worden. Und nicht bloss immer neue Schüler werden myopisch, sondern auch auf ihre Nachkommen wird die Disposition in vielen Fällen übertragen. Die hygienische Controlpflicht des Staates ist ein Correlat der allgemeinen Schulpflicht. Der Pflicht der Eltern, ihre Kinder zur Schule zu schicken, steht das Recht der Eltern gegenüber, ihre Kinder nur gesunden Anstalten anvertrauen zu dürfen. —

Am 13. December 1880 hielt Virchow im preussischen Abgeordnetenhause eine Rede, in welcher es heisst:[2] „Ich möchte die Gelegenheit benützen, um den Herrn Minister darauf aufmerksam zu machen, dass in ärztlichen Kreisen seit Decennien die Meinung besteht, (ich persönlich habe sie immer vertreten), dass für den Staat die Pflicht vorliegt, eine ärztliche Aufsicht über die Schulen herbeizuführen."

Im Jahre 1881 erschien das Memorial, welches eine hessische Commission, bestehend aus dem Medicinal-Collegium und 14 Directoren von höheren Schulen dem Minister in Darmstadt überreichte (Referent Geh.-Med.-Rath Dr. A. Weber). Diese Schrift schliesst mit zehn Geboten, deren zehntes lautet: „Mit Rücksicht auf die Nothwendigkeit einer fortdauernden ärztlichen Controle über die hygienischen Postulate der Schulen ist ein Mitglied der Obermedicinal-Behörde mit ausreichenden administrativen und executiven Competenzen auszustatten, eventuell ein besonderer Arzt dafür zu verpflichten."

Im Jahre 1882 erschien das erste Gutachten, welches der Feldmarschall von Manteuffel in Strassburg von einer medicinischen Sachverständigen-Commission hatte ausarbeiten lassen. Dasselbe tritt sehr warm für schleunige Einführung richtiger Subsellien in den alten Schulen ein. „Die alten Subsellien zu beseitigen," heisst es dort wörtlich, „halten wir

---

[1] Ich konnte nicht einmal auf die Angriffe v. Winter's erwidern, da nach den Statuten der Naturforscher-Versammlung in den allgemeinen Sitzungen keine Discussion stattfinden darf.

[2] Vgl. *Sitzungsbericht.* S. 689.

für das dringendste Bedürfniss der Schulhygiene. Jedes Semester längeren Wartens stiftet neuen Schaden.“ Das Gutachten betont aber auch besonders: „Entwürfe für den Neubau oder Umbau einer höheren Schule sind nach Maassgabe der Normativbestimmungen von einem sachverständigen Arzte oder Medicinalbeamten zu prüfen und zu begutachten.“ In einem zweiten Strassburger Gutachten betreffs der Elementarschulen (1884) heisst es sogar S. 83: „Eine Ueberwachung der gesundheitlichen Verhältnisse der Volksschulen ist nur dann möglich, wenn sie in die Hände erfahrener Aerzte gelegt und durch geordnete Visitationen in regelmässiger Wiederkehr ausgeführt wird; es würde von Nutzen sein, wenn diese Visitationen in Begleitung von dazu abgeordneten Mitgliedern der Gemeinde ausgeführt würden. Eine ärztliche Ueberwachung der Kleinkinderschulen scheint uns ebenso nothwendig wie die der eigentlichen Volksschulen.“ —

Im Jahre 1882 wurde mir der ehrenvolle Auftrag zu Theil, für den internationalen hygienischen Congress in Genf ein Referat über die Nothwendigkeit von Schulärzten auszuarbeiten und Thesen einzusenden. Ich schickte folgende 18 Thesen ein, die sich in vielen Beziehungen an die Forderungen von Falk anschlossen:

1. Vor Allem ist eine umfassende staatliche hygienische Revision aller jetzt benützten öffentlichen und Privat-Schullocale schleunigst nothwendig.

2. Der Staat ernennt einen Reichs- oder Ministerial-Schularzt, welcher im Ministerium, und für jede Provinz (Canton, Departement) einen Regierungs-Schularzt, welcher im Regierungs-Schul-Collegium der Provinz Sitz und Stimme haben muss.

3. Bei Beginn der hygienischen Reform muss der Regierungs-Schularzt sämmtliche Schulen seiner Provinz revidiren und unbarmherzig alle Klassen schliessen, welche zu finster oder sonst der Gesundheit schädlich sind, falls sich nicht sofort ausreichende Verbesserungen ausführen lassen.

4. Die Schule kann die Gesundheit schädigen; daher muss jede Schule einen Schularzt haben.

5. Als Schularzt kann jeder praktische Arzt von dem Schulvorstande gewählt werden.

6. Der Schularzt muss Sitz und Stimme im Schulvorstande haben; seine hygienischen Anordnungen müssen ausgeführt werden.

7. Stossen dieselben auf Widerstand, so hat sich der Schularzt an den Regierungs-Schularzt zu wenden, welcher die Schule schliessen kann.

8. Demselben Schularzte sind niemals mehr als tausend Schulkinder zu überweisen.

9. Der Schularzt muss bei Neubauten den Bauplatz und den Bauplan hygienisch begutachten und den Neubau hygienisch überwachen. Seinen Anordnungen betreffs der Zahl, Lage und Grösse der Fenster, der Heiz- und Ventilations-Einrichtungen, der Aborte sowie der Subsellien muss Folge gegeben werden.

10. Der Schularzt muss bei Beginn jedes Semesters in jeder Klasse alle Kinder messen und sie an Subsellien placiren, die ihrer Grösse entsprechen.

11. Der Schularzt muss alljährlich die Refraction der Augen jedes Schulkindes bestimmen.

12. Der Schularzt hat die Pflicht, in Zimmern, welche dunkle Plätze haben, die Zahl der Schüler zu beschränken, ferner Schulmobiliar, welches die Schüler zum Krummsitzen zwingt, und Schulbücher, welche schlecht gedruckt sind, zu entfernen.

13. Der Schularzt hat das Recht jeder Unterrichtsstunde beizuwohnen; er muss mindestens monatlich einmal alle Klassenzimmer während des Unterrichts besuchen und besonders auf die Beleuchtung, Ventilation, sowie Heizung der Zimmer und auf die Haltung der Kinder achten.

14. Der Schularzt muss bei Aufstellung des Lehrplanes zugezogen werden.

15. Dem Schularzte muss jede ansteckende Erkrankung eines Schulkindes gemeldet werden. Er darf dasselbe erst dann wieder zum Schulbesuche zulassen, wenn er sich selbst überzeugt hat, dass jede Gefahr der Ansteckung beseitigt ist, und dass die Bücher, Hefte und Kleider des Kindes gründlich desinficirt worden sind.

16. Der Schularzt muss, wenn der vierte Theil der Schüler von einer ansteckenden Krankheit befallen ist, die Klasse schliessen.

17. Jeder Schularzt muss über alle hygienischen Vorkommnisse und namentlich über die Veränderungen der Augen der Schüler ein Journal führen und es alljährlich dem Regierungs-Schularzte einreichen.

18. Die Berichte der Regierungs-Schulärzte kommen an den Reichs- oder Landes-Schularzt, der alljährlich einen Gesammtüberblick über die Hygiene der Schulkinder des Reiches (oder Landes) veröffentlicht.

In These 1, 2, 3, 7, 18 und im Schluss von These 15 sind einige neue Desiderien aufgestellt, wichtig erscheint in These 3 die Forderung nach einer baldigen umfassenden, hygienischen Revision aller jetzt benützten öffentlichen und Privatschulen. Damit muss in der That begonnen werden; es ist gewiss gut, wenn bei Umbauten und Neubauten von Schulen alle modernen Forderungen erfüllt werden; aber solange die alten Schulen nicht revidirt und verbessert werden, wird ein grosser Theil der Kinder Schaden nehmen.

Die obigen 18 Thesen wurden im September 1882 in Genf ohne jede Discussion angenommen; von verschiedenen Seiten (siehe unten Abschnitt III) wurde nur betont, dass solche Einrichtungen bereits in einzelnen Ländern bestehen.

Am 18. Dec. 1882 erschien der ausgezeichnete Erlass unserer Breslauer Regierung, welcher die Schulbehörden (allerdings nur der Volksschulen) aufforderte, nicht bloss bei allen neuen Schulen, sondern auch bezüglich der bestehenden Verhältnisse, wo sie irgend gesundheitsnachtheilig erscheinen, das Gutachten ärztlicher Sachverständiger in Anspruch zu nehmen. „Wir werden," heisst es in der Verordnung, „die Herren Kreisphysiker ausdrücklich darauf hinweisen, dass es in ihrer Berufspflicht liegt, auch nach dieser Seite hin zu beobachten und zu berathen, wo sich ihnen Gelegenheit bietet, und wir zweifeln nicht, dass dieselben in vorkommenden wichtigen Fällen den an sie gerichteten Anträgen gern entgegenkommen werden. Andrerseits empfiehlt es sich aber, der Sache selbst wie der Kosten wegen, dass da, wo der Kreisphysikus nicht am Orte wohnt, zunächst die am Orte befindlichen Aerzte für diese wichtige Angelegenheit interessirt und herangezogen werden, welche in ihrem Gemeinsinne schon entgegenkommend sein werden. . . . Schliesslich ordnen wir hiermit an, dass uns die Neubaupläne von Schulen mit dem Gutachten des Kreisphysikus fortan zur Genehmigung vorgelegt werden." —

Eine sehr wichtige Stelle finde ich in dem Gutachten der Königl. preuss. wissenschaftlichen Deputation für das Medicinalwesen vom 19. December 1883 (betreffend die Ueberbürdung der Lehranstalten): „Bevor wir jedoch schliessen, glauben wir noch einmal auf einen Punkt zurückkommen zu sollen, den wir schon mehrmals gestreift haben. Wir meinen die Betheiligung der Aerzte bei der Beaufsichtigung der Schulen. . . . Das einzige Verhältniss, welches zu einer einigermaassen befriedigenden Darstellung gekommen ist, das der Kurzsichtigkeit, ist fast ausschliesslich durch Aerzte und zwar durch Privatärzte ergründet worden. Aehnliche Aufklärungen könnten auch über die meisten anderen Verhältnisse gewonnen werden, wenn amtliche Ermittelungen darüber durch sachverständige Aerzte angestellt würden. Wir wollen nur vorübergehend erwähnen, dass auch nach anderen Richtungen die Schulhygiene viel zu wünschen übrig lässt. . . Nun haben wir aus den Berichten der Prov. Schulkollegien aus den Jahren 1870 und 1871 ersehen, dass, obwohl eine gewisse Eifersucht gegen die Einmischung der Aerzte in die Angelegenheiten der Schulen unverkennbar überall hervortritt, doch das Anerkenntniss sich Bahn bricht, dass ohne die Mithilfe von Aerzten die Schulhygiene zu einer befriedigenden Gestaltung nicht gelangen kann. Wir möchten daher meinen, dass es an der Zeit sei, endlich einmal einen praktischen Anfang zu machen, und, wenn nicht sofort im ganzen Staate, so doch an einzelnen, besonders geeigneten Orten die Hauptfragen durch Aerzte in Angriff nehmen zu lassen." —

Der hygienische Congress in Hannover nahm 1884 folgende These an: „Behufs praktischer Durchführung anerkannter Normen der Schulhygiene ist sowohl die hygienische Ausbildung der Lehrer als die Mitwirkung qualificirter Aerzte wünschenswerth." —

Vor drei Jahren habe ich in Breslau den Kampf gegen die finsteren Schulen wieder aufgenommen, nachdem durch das ausgezeichnete Photometer von Leonhard Weber[1] endlich die Handhabe gegeben war, durch Zahlen zu beweisen, wie traurig in den alten Breslauer Schulen die Beleuchtung ist.

Im Juni 1883 ist vom Vereine der Aerzte des Reg.-Bezirks Breslau eine ständige Commission für Schulhygiene gewählt worden, bestehend aus den Collegen Dr. Dr. Bahr, Berger, Buchwald, Hirt, Jacobi, Th. Körner, Schlockow, Steuer und mir.

Diese Commission hat Ende Januar 1884 vom Magistrat und der Kgl. Regierung die Erlaubniss erhalten, die höheren städtischen Schulen zu inspiciren. Wir hielten einige Sitzungen und theilten uns in die Arbeit. Ein Referat ist noch nicht erstattet. Mit Erlaubniss der Commission habe ich einige vorläufige Resultate über die Tagesbeleuchtung in unseren Schulen bereits in der deutschen medicinischen Wochenschrift 1884 Nr. 38 und auf dem internationalen hygienischen Congress zu Haag[2] veröffentlicht.

So ergiebt denn der geschichtliche Rückblick, dass der Wunsch nach Schulärzten schon seit langer Zeit in der deutschen medicinischen Literatur ein sehr allgemeiner ist.

II. Aufgaben der Schulärzte.

Die Aufgaben der Schulärzte sind bereits in den Genfer Thesen zusammengefasst. Meines Erachtens sind die wichtigsten Aufgaben: die Verhütung der Kurzsichtigkeit[3] und der ansteckenden Krank-

[1] Beschrieben in der *Centralzeitung für Optik und Mechanik.* 1883. Nr. 16 u. 17. — Vgl. auch Wiedemann's *Annalen.* 1883. Bd. XX. S. 326.

[2] Vgl. *Compte rendu du cinquième congrès international d'hygiène à la Haye.* 1884. I. p. 97.

[3] Die Mittel gegen diese dienen auch zur Verhütung der Rückgratsverkrümmungen.

heiten. Denn von diesen allein ist bis jetzt ein Zusammenhang mit dem Schulbesuch als sicher bewiesen.

Ueber diese Krankheiten muss nun ausführlicher gesprochen werden.

A. Die Kurzsichtigkeit.

Die vor 20 Jahren hier vorgenommenen Untersuchungen der Augen von 10000 Schulkindern hatten ergeben, dass 1) die Zahl der kurzsichtigen Schüler nach der Categorie der Schule zunehme, 2) dass die Zahl der kurzsichtigen Schüler von Klasse zu Klasse steige und 3) dass auch der Durchschnittsgrad der Myopie von Klasse zu Klasse zunehme.

Hierbei sei zur Vermeidung eines jeden Missverständnisses nochmals und ausdrücklich von vornherein hervorgehoben, dass die Schule und ihre Einrichtungen keineswegs als alleinige Ursachen dieser Zunahme der Myopen und des Myopiegrades zu betrachten sind. Ich habe dies, was von mehreren Seiten übersehen worden zu sein scheint, ja bereits im Jahre 1867 im Schlusscapitel der Schrift über die Augen der 10060 Schulkinder (Leipzig 1867, Fleischer's Verlag) S. 188 ausdrücklich selbst hervorgehoben. Bei der lebhaften Controverse,[1] welche sich über die Stellung der Schule zur Myopie erhoben, sei es gestattet, den betreffenden Passus aus jener vor 19 Jahren erschienenen Schrift hier nochmals zu wiederholen: „Ich weiss sehr wohl, dass die Ursachen der meisten Augenkrankheiten in individuellen, erblichen, Wohnungs-, Nahrungs- und oft in uns noch ganz unbekannten Verhältnissen zu suchen sein werden; ich bin auch weit entfernt gewesen, die enorme Verbreitung der Myopie unter den Schulkindern lediglich und ausschliesslich der Schule zuzuschreiben; ich habe stets nur gesagt, dass diese oder jene Schuleinrichtung zur Entstehung und Vermehrung der Myopie beitragen kann. Allein eine richtige Hygiene wird eben darauf Bedacht nehmen müssen, alle Einrichtungen so zu treffen, dass selbst die Möglichkeit eines Schadens von Niemandem nachgewiesen werden kann. Bei den Schulen ist dies um so mehr nöthig, als durchschnittlich jedes Kind in Preussen wenigstens über 10000 Stunden vom 7. bis 14. Lebensjahre sich in der Schule aufhält, selbst wenn wir wöchentlich nur 30 Schulstunden und jährlich acht Wochen Ferien annehmen. An dem guten Willen der Behörden zur Ver-

[1] Eben um dieser Polemik willen möge hier die Bemerkung Virchow's Platz finden, die wir in seinem Bericht an den Minister (S. 6) lesen: „Mit Recht verwahrt sich Dr. Cohn dagegen, dass man ihm die Meinung zuschreibe, die enorme Verbreitung der Myopie unter den Schülern sei lediglich und ausschliesslich der Schule zuzuschreiben.“

besserung alter Uebelstände fehlt es aber nie, sobald mit Ruhe und Objectivität diese letzteren aufgedeckt werden; meine Schrift macht Niemandem Vorwürfe; die beregten Schäden wurden bisher eben keiner gründlichen und objectiven Besprechung unterzogen, sonst würden vermuthlich die Befunde andere gewesen sein."

Dass auch ausserhalb der Schule selbst im elterlichen Hause viele ungünstige Umstände einwirken, betont besonders Virchow. „Um in dieser Beziehung," meint Virchow, „zuverlässige Materialien für das Urtheil zu gewinnen, würde es nöthig sein, aus anderen Categorieen der Bevölkerung, z. B. aus dem Kreise der Lehrlinge und Gesellen parallele Altersklassen zur Untersuchung zu bringen. An solchen vergleichenden Uebersichten fehlt es bis jetzt. Nichts desto weniger kann man mit völliger Bestimmtheit sagen, dass die Altersklassen, zu welcher die Primaner der Gymnasien gehören, bei den Lehrlingen und Gesellen nicht durchschnittlich 55 bis 56 Procent, die der Studenten nicht C0 Procent Kurzsichtige enthält. Und wenn man auch zugesteht, dass schlechte Beleuchtung, enger Druck und feine Handschrift, vorgebeugtes Sitzen etc. auch bei den häuslichen Arbeiten sehr ungünstig einwirken, so muss man doch einräumen, dass mehrere dieser Nachtheile aus Gewohnheiten der Schule in das Haus herübergebracht werden, zum mindesten, dass die Schule dem Aufkommen schlechter Gewohnheiten in dieser Beziehung nicht genügend wehrt, dass sie einzelne vielmehr geradezu fördert."

Diese goldenen Worte Virchow's sollte man allen den Pädagogen und Aerzten zurufen, welche behaupten, „dass die Jugend nicht in der Schulstube, sondern zu Hause myopisch wird."

Vergessen wir doch nicht, dass Lesen und Schreiben nicht zu Hause, sondern in der Schule gelehrt, und dass die schlechte Haltung erst von dort nach Hause gebracht wird. Und wenn wir auch zugeben, dass in den oberen Klassen der Gymnasien die häuslichen Arbeiten leider oft längere Augenanstrengung verursachen, als die Thätigkeit in der Schule, so gilt dies doch durchaus nicht für die Elementarschulen, in denen höchstens eine Stunde für die Hausarbeiten auf vier bis fünf Schulstunden täglich kommen.

Erwähnenswerth ist übrigens, dass selbst die Vertheidiger der Entstehung der Myopie im Hause doch der Schulstube mit ihren Schädlichkeiten eine nicht zu unterschätzende Rolle zuschreiben und einräumen, dass das Ziel einer richtigen Sitzstellung ungemein erschwert wird, „wenn schlechte Schuleinrichtungen den Schüler immer wieder zu einer schlechten Körperhaltung veranlassen."[1]

[1] Vgl. Förster, Behandlung der Myopie. *Breslauer ärztl. Zeitschr.* 1886. Nr. 4.

Eine grosse Anzahl von Augen-Untersuchungen wurde später auch in anderen Städten vorgenommen und ergab im grossen Ganzen immer die nämlichen Resultate, wie die in Breslau gefundenen. Man hätte meinen sollen, da nun bereits über 80000 Schulkinder untersucht, und da immer dieselben statistischen Ergebnisse gefunden worden, dass wenigstens von Seiten der Aerzte nun Alles werde aufgeboten werden, um die Behörden auf die Gefahren hinzuweisen, welche das Umsichgreifen der Myopie im Gefolge habe.

Es geschah dies allerdings auch zunächst und zwar in der dankenswerthesten Weise. Seit etwa drei Jahren aber hat sich dies geändert, indem eine Reaction gegen die Reformbestrebungen betreffs Verminderung der „Schulmyopie" in ärztlichen Kreisen begann.

Es wäre höchst verfehlt, vor dieser Bewegung die Augen zu verschliessen; im Gegentheil, ihre Gründe sind ausführlich und eingehend zu erörtern und um der Wahrheit willen, auf die allein es doch allen Theilen ankommt, auf ihre Haltbarkeit zu untersuchen. Es ist dies um so mehr nothwendig, als die Frage nach dem Bedürfniss von Schulärzten, wenn auch sicher nicht ausschliesslich, so doch sehr wesentlich davon abhängt, wie wir die Kurzsichtigkeit auffassen, ob als etwas ganz Gleichgiltiges und Unbedenkliches oder als eine wahre Krankheit.

Zunächst zeigte sich ein gewisser Umschwung in der Würdigung der Bedeutung der früheren statistischen Untersuchungen. Bereits 1879 machte Just[1] die bemerkenswerthe Mittheilung, dass er in dem neuen sehr hellen Gymnasium in Zittau auch 80 Procent Myopen gefunden habe; er suchte das dadurch zu erklären, dass wohl die häuslichen schlechten Verhältnisse hier mitgewirkt haben mögen.

Demnächst gelangte die Frage auf der Ophthalmologen-Versammlung in Heidelberg 1883 (Bericht S. 77) zur Erörterung. Otto Becker, der die früheren statistischen Arbeiten in äusserst wohlwollender Weise beurtheilte, meinte mit Recht, es sei der Nachweis nicht geliefert, dass die Myopie jetzt gegen früher überhandnehme. Man habe eben vor Donders' grossen Arbeiten über „Refraction und Accommodation", d. h. vor länger als 20 Jahren, keine exacten Augenuntersuchungen machen und nicht genau die Uebersichtigen von den Kurzsichtigen trennen können; man müsse, meint Becker, jetzt ganz genaue Bestimmungen machen und diese 25 Jahre lang wiederholen, um zu sehen, ob eine Zunahme stattfinde oder nicht; aber Becker, der hervorragende Ophthalmologe, setzt gleich hinzu: „Um nicht missverstanden zu werden, will ich ausdrücklich

---

[1] *Archiv für Augenheilkunde.* S. 101.

betonen, dass es mir nicht in den Sinn kommt, die Bedeutung der Schulhygiene zu unterschätzen oder gar die Verdienste der Wortführer für die Verbesserung und wissenschaftliche Ausbildung derselben zu schmälern." Immerhin aber meint Becker, man ginge zu weit, aus den Angaben von Florschütz, dass sich in den Coburger Bürgerschulen im Jahre 1874: 12 bis 14, im Jahre 1877 nur 4 bis 7 Procent Myopen fanden, zu folgern, daran seien die mittlerweile neu erbauten Schulpaläste schuld, und dies in drei Jahren!

Bei den Elementarschulen halte ich aus weiter unten (S. 20) zu erörterndem Grunde die Folgerung von Florschütz nicht für ganz unbegründet; hat doch auch Seggel die günstigen Resultate im bayerischen Cadettenhause zum Theil auf die gute Beleuchtung desselben bezogen.

Ferner bringt Becker eine Tabelle, welche zeigt, dass wegen Myopie, d. h. wegen sehr hoher Grade von Myopie in den 25 Jahren 1856 bis 1880 fast stets der gleiche Satz von 1 bis 2 Procent unter den Stellungspflichtigen untauglich befunden wurde, allerdings nur in vier Bezirken in und um Heidelberg. Er hält selbst mit Recht die Zahlen noch für zu klein für allgemeine Schlüsse, wünscht jedoch ähnliche Untersuchungen anderwärts gemacht zu sehen, womit wir völlig übereinstimmen. Aber wir dürfen ja nicht vergessen, dass nur die sehr hohen Grade von Myopie militairfrei machen; dass es aber eben die mittleren Grade von Myopie sind, die auf den Schulen erworben werden, habe ich vor 20 Jahren wiederholt durch Zahlen belegt. — Endlich bekämpfte Becker die erste These des Genfer Congresses und erklärte hierbei (S. 84): „Sollten die Vorschläge Cohns hinsichtlich der Anstellung von Reichs-, Regierungs- und gewöhnlichen Schulärzten durchgeführt werden, so wäre damit ein bureaukratischer Apparat geschaffen, der Alles hinter sich lässt, was jemals für eine specielle Aufgabe geschehen ist." Ich bleibe nun freilich bei der Ansicht, dass ohne eine solche Theilung eine nutzbringende schulärztliche Organisation und der Entwurf einer Pathologie der deutschen Schulkinder unmöglich ist; finden wir doch beim Militair, bei der Post, bei der Bahn, bei der Regierung, bei allen Aemtern: locale, provinziale und Reichsbehörden. Wie soll man es anders bei Betrachtungen über Millionen Schulkinder machen? Und wir haben mehr als sechs Millionen Schulkinder in Deutschland! —

Im Anschluss an Becker theilte Maiweg in der Versammlung der Ophthalmologen zu Heidelberg (Bericht S. 88) mit, auch er habe in Hagen in den neuerbauten Schulen oft mehr Kurzsichtige gefunden, als in den schlechten; er zog die erbliche Disposition heran, die er bei 90 Procent in einer Töchterschule nachweisen konnte; eine genaue Statistik gab er freilich nicht.

Hiergegen ist jedoch Folgendes zu bemerken: Wenn Just in dem neuen Gymnasium zu Zittau, das hygienisch tadellos ist, und wenn Maiweg in Hagen mehr Myopen fand, als ich „unter den ungünstigsten Verhältnissen," so ist zweierlei zu erwägen: 1) ich habe die schwachen Grade von Myopie, die kleiner als eine Dioptrie (< $^1/_{36}$ Zollbrille) waren, nicht aufgezeichnet und habe daher im Ganzen viel weniger Myopen-Procente gefunden, als alle späteren Untersucher, die diese schwachen Grade auch mit aufgenommen haben. 2) Man darf betreffs der Locale nur die der Volks- und Elementarschulen mit einander vergleichen, weil hier im Ganzen recht wenig häusliche Arbeiten aufgegeben werden, und weil die Schädlichkeiten hauptsächlich von den Schulen datiren, während in den höheren Schulen die Hausarbeit eine sehr grosse ist und dort auch viele andere Factoren mitspielen. —

Im Jahre 1883 erschien eine grosse Arbeit von Tscherning[1] in Kopenhagen, welche wegen des bedeutenden Materials, das er bearbeitet (7564 Personen und zwar nicht bloss Schüler, sondern junge Männer von 18 bis 25 Jahren, die zur Gestellung kamen), sehr werthvoll ist und die den oben mitgetheilten Wunsch von Virchow (s. oben S. 17) erfüllt. Gleichwohl ist dieselbe nicht einwandsfrei; denn einerseits, was indess minder betont werden soll, prüfte Tscherning nur mit dem Augenspiegel und berücksichtigte seine eigene schwache Kurzsichtigkeit (Myopie 0·5) im ersten Jahre der Untersuchung nicht (S. 216), anderseits aber, und das ist bedeutsam, hat Tscherning eine ganz willkürliche Eintheilung der abnormen Refraction eingeführt: er rechnete jede Myopie < 2 D, und jede Hyperopie > 2 D[2] zur Normalsichtigkeit E, und das ist falsch. Ein Kurzsichtiger oder Uebersichtiger, der — oder + 1.75 braucht ist ebenso als abnorm anzusehen, wie der, welcher — oder + 2 braucht.

Trotzdem Tscherning also sehr viele als normal aufgenommen, die es nicht waren, kommt er doch zu dem Resultate, dass der Einfluss der Nahearbeit evident ist. Bei den Studirenden und Comptoiristen fand er 32 bez. 16 Procent, bei den Handwerkern, die grobe Arbeiten machen, nur 5 Procent und bei Landleuten gar nur 2 Procent Myopen; von den Studenten waren 38 Procent kurzsichtig. Tscherning meint, dass die Nahearbeit eine bedeutende Rolle als Ursache der Myopie spielt, dass letztere aber in niedrigen Grenzen bleibt, durchschnittlich 3 D, (Nr. 12 Zollbrille) und daher nicht bedenklich sei; die

[1] Graefe's *Archiv.* Bd. XXIX. S. 216.

[2] Nach alter Zollrechnung etwa Brille Nr. 18. Eine Dioptrie (D) entspricht ungefähr 36 Zoll.

höheren Grade würden immer seltner. Schon vor 20 Jahren gelang mir der Nachweis, dass grade die niederen und mittleren Grade von Myopie auf den Schulen am häufigsten vorkommen; ich hatte unter den 10000 Kindern 919 mit Myopie 1 bis Myopie 3, 76 mit Myopie 3·5 bis 4·5 und nur 9 mit Myopie 5 bis 6, aber nie eine stärkere Myopie als 6 gefunden. Wenn nun Tscherning die höchsten Grade Myopie 9 bis 12 häufiger unter der Landbevölkerung als unter den besser Unterrichteten findet und meint, dass diese hohen Grade angeboren seien oder ganz anderen Gesetzen folgen, so entkräftet das in keiner Weise die Gesetze über die Zunahme der Zahl und des Grades der Myopie auf Schulen, die ich 1866 mitgetheilt. Aber Tscherning sah die Leute auch nur in ihrem 20. bis 22. Jahre; wie die Myopie derselben im 40. Jahre sein wird, kann er natürlich nicht wissen.

Wenn Tscherning meint, dass die die Myopie begleitenden gefährlichen Krankheiten nur Kurzsichtige treffen, die mehr als 9 D. haben, so irrt er sich. Ich habe oft genug Netzhautablösung und centrale Netzhautzerstörung schon bei Myopie 5 und 6 gesehen; und welcher Oculist sollte nicht wissen, dass Glaskörpertrübungen, störende Muskelinsufficienzen und Chorioiditis oft schon bei noch schwächeren Graden auftreten. Myopie 6 ist übrigens an sich schon eine recht unangenehme Zugabe fürs Leben.

Trotz sonstiger Vorzüge birgt die Arbeit von Tscherning also eine grosse Gefahr, insofern sie die Behörden veranlassen könnte, die Prophylaxe zu vernachlässigen und die Myopie zu unterschätzen.

Tscherning fasst die Schul-Myopie als eine Arbeitsanomalie auf, durch die Anpassung des Auges an die Arbeit hervorgerufen, nicht aber als eine eigentliche Krankheit. Ich frage: Wo ist der Nachweis geliefert, dass aus den sogenannten schwachen Arbeitsmyopieen sich nicht später die höheren Grade entwickeln?

Sehr wichtig ist das Bekenntniss von Tscherning (S. 241): „Die grosse Verbreitung der Myopie in den höheren Schichten der Gesellschaft muss unzweifelhaft so aufgefasst werden, dass auch die Vorfahren dieser Generation sich in einem oder mehreren Gliedern mit Nahearbeit beschäftigt und auf diese Weise eine Myopie erworben haben, die als Disposition auf die Nachkommen vererbt ist.“ Wir schliessen daraus, dass wir erst recht die Pflicht haben, zu verhüten, dass jetzt die schwachen Grade entstehen, damit die nächsten Generationen nicht stärker myopisch werden.

Darin können wir ihm übrigens nur beistimmen, wenn er S. 250 sagt: „Dass wir grösstentheils die Myopie der Nahearbeit verdanken, ist gewiss; was es aber bei den letzteren sei, das die Myopie bedingt, wissen wir nicht. Gerade der Umstand, dass so viele verschiedene Theorien aufgestellt sind, jede mit ihren Vertheidigern, welche die

Gültigkeit der anderen in Abrede stellen, gerade dieser Umstand ist ein Zeichen, dass wir in der That nicht wissen, wie die Sache sich verhält."

Wenn Tscherning die Myopie bis zu 9 D. für die Zukunft nicht bedenklich hält, weil er unter seinen Bekannten keinen Fall von vollständiger oder unvollständiger Erblindung gesehen, so können wir ihm nur ein langes Leben und weitere Arbeitskraft wünschen, damit er die jetzt 20 Jahre alten Myopen im 40. und 50. Lebensjahre untersuchen kann. Gerade dann entwickeln sich (s. unten Horner) die deletären Formen auch bei früher leichteren Graden. Die Grenze der Bedenklichkeit der Myopie erst bei 9 D. zu setzen ist vollkommen willkürlich von Tscherning; bereits Myopie 6 wird von den Militairbehörden als Grenze der Zulassung angesehen.

Die Einführung der Darwinschen Theorie von Tscherning, dass Myopie eine Anpassung an die Umgebung, an die Nahearbeit sei und nicht eine Krankheit, hat natürlich für Personen, die den grossen Darwin nicht verstanden haben, etwas sehr Bestechendes. Es kann also nicht Wunder nehmen, wenn in populären Journalen die Arbeit von Tscherning als eine sehr weit tragende gefeiert wird, da sie die Darwin'schen Principien auch in dieses Gebiet einführt. In solchen Journalen finden sich dann Aeusserungen, wie: Es wird viel zu viel Wesen von der Kurzsichtigkeit gemacht; sie ist ja gar keine Krankheit, sie ist nur eine Anpassung und zwar eine „ganz zweckmässige" Anpassung (das Wort „zweckmässig" suche ich allerdings in Tscherning's Aufsatz vergeblich); der civilisirte Mensch habe ja hauptsächlich nur in der Nähe zu thun; es ist also eine Naturhilfe, dass seine Augen kurzsichtig werden, damit er bequem in der Nähe arbeiten kann. — Wozu ist der Darwinismus nicht schon missbraucht worden? Wenn Jemand in falsch verstandenem Darwinismus uns beweisen will, der Farbensinn der Menschen habe sich allmählich entwickelt, und die Menschen hätten ursprünglich nur roth, dann auch gelb, später grün und erst nach Homer blau gesehen, so zieht er sich höchstens eine Anzahl vernichtender Gegenschriften zu und muss es sich gefallen lassen, dass man ihm sagt: „Da in Lafontaines Fabeln des Wort blau nicht vorkommt, haben die Menschen erst nach Lafontaine die blaue Farbe gesehen"; — aber er schädigt durch seine Theorie keinen Menschen der Gegenwart oder der Zukunft. — Wenn aber Jemand in falsch verstandenem Darwinismus behauptet, die Myopie sei gar keine Krankheit, sondern vielmehr eine zweckmässige Anpassung an die Arbeit, damit man bequemer in der Nähe lesen und schreiben könne, so begeht er ein Verbrechen an der Hygiene der jetzigen und späteren Generation, wie wir unten zeigen werden. —

Im Jahre 1884 erschien eine Rectoratsrede von v. Hippel in Giessen, betitelt: „Welche Maassregeln erfordert das häufige Vorkommen der Kurzsichtigkeit in den höheren Schulen?“ v. Hippel ist zwar weit entfernt, die Bedeutung der Schulschädlichkeiten gering anzuschlagen, aber er meint, frühere Generationen hatten es viel schlechter, sie hatten schlechtere Bänke, schlechter gedruckte Bücher, schlechtere Lampen u. s. w. Das ist wohl richtig; aber wissen wir denn, wie viele jener früheren Schüler normalsichtig geblieben sind, und waren nicht früher überhaupt die Gymnasien viel weniger besucht als jetzt? Da v. Hippel ein gut beleuchtetes, frei gelegenes, neues Gymnasium untersucht hat, das mit guten Subsellien ausgestattet worden und allen modernen Anforderungen entspricht, und da er trotzdem 34 Procent Myopie gefunden, hegt er Bedenken gegen die Wirkung der schulhygienischen Schutzmittel. Ich möchte doch dagegen geltend machen, dass ich durchschnittlich 40 Procent, Weber in Darmstadt 44 Procent, Hess in Mainz sogar 57 Procent Myopie in den Gymnasien fand; dagegen ist die v. Hippel'sche Zahl 34 Procent doch gewiss ein Fortschritt.

Wenn v. Hippel diese immerhin nur noch zu hohe Zahl auf Fehler im Hause und in der Familie begründet, so kann er Recht haben; aber niemals werden wir den Satz von v. Hippel unterschreiben: „Bildung und Kenntnisse lassen sich nun einmal nicht erwerben ohne eine gewisse Schädigung des Körpers; gesorgt muss dafür werden, dass dieselbe nicht schwerer als nöthig wird.“ Wenn der Vordersatz richtig wäre, müssten ja alle fleissigen Schüler in gewisser Weise geschädigt werden! Und warum sehen wir z. B. in England die Schüler ohne Schädigung des Körpers viel lernen? — v. Hippel hat gefunden, dass im Laufe von drei Jahren 8 Procent myopisch geworden, bei 11 Procent der Grad der Myopie zugenommen hatte, und bei 16 Procent die Myopie stehen geblieben war. Aus diesen Zahlen folgert er, „dass die Gefahr, welche unseren heranwachsenden Generationen drohen soll, nicht in dem Umfange besteht, wie man es bisher meist angenommen hat.“ Ich folgere das gerade Gegentheil. Ist es denn nicht schlimm genug, wenn in drei Jahren fast der fünfte Theil aller Schüler eine Zunahme seiner Refraction erfahren hat? Uebrigens habe ich ganz Aehnliches schon 1870/71 hier im Friedrichs-Gymnasium gezeigt,[1] und v. Reuss und Erismann haben ebenfalls bei jahrelang fortgesetzten Untersuchungen die Gefahr der Zunahme der Myopie anerkannt.

v. Hippel meint ferner, die normalsichtigen Schüler verliessen die Schule eher als die kurzsichtigen; unter 111 (aus welcher Klasse erfahren wir nicht) abgegangenen Schülern fand er nur 22 Myopen, während

[1] Vgl. *Osterprogramm der Anstalt.* 1872.

durchschnittlich im Gymnasium 34 Procent Myopen existirten.[1] Diese Zahlen lassen sich aber gar nicht vergleichen. Im Durchschnitte sind ja gerade die vielen myopischen Secundaner und Primaner enthalten; und ist es nicht immerhin möglich, wenn nicht sogar wahrscheinlich, dass die Abgegangenen ebenfalls kurzsichtig geworden wären, wenn sie noch länger den Schäden des Gymnasiums sich ausgesetzt hätten? Es kann nicht unsere Aufgabe sein, auf jenen statistischen Irrthum hier des Genaueren einzugehen; es ist dies in treffender Weise bereits von Schmidt-Rimpler geschehen.[2]

v. Hippel hat 15 Procent leichte, 14 Procent mittlere und 5 Procent hohe Grade von Myopie gefunden, „noch immer genug," wie er sagt, „um zur Anwendung aller nur möglichen Vorsichtsmaassregeln zu ermahnen, aber doch nicht so viel, um die schweren Vorwürfe zu rechtfertigen, welche gegen unsere höheren Schulen erhoben worden sind." Auch hier folgere ich gerade das Entgegengesetzte wie v. Hippel. Sind 34 Procent Kurzsichtige noch nicht genug Abnorme?!

v. Hippel giebt aber erfreulicherweise zu, dass über die „Berechtigung der Anforderungen, welche die Schulhygiene stellt," heute keine erhebliche Differenz besteht; nur darüber gehen die „Ansichten auseinander, auf welchem Wege man am sichersten zur Realisirung des als richtig Erkannten gelangt. Viele Pädagogen sind der Meinung, ihr guter Wille und ihre Einsicht gewährt eine ausreichende Garantie nicht nur für das geistige und moralische, sondern auch für das körperliche Gedeihen der ihrer Leitung anvertrauten Jugend; von medicinischer Seite dagegen wird immer dringender die Nothwendigkeit der ärztlichen Beaufsichtigung der Schulen betont, vom Schularzt allein alles Heil erwartet." v. Hippel wendet sich nun gegen Falk's, Baginsky's und meine Vorschläge betreffs der Aufgaben des Schularztes und sagt: „Alle diese Functionen, welche doch nicht nur ausserordentlich viel Zeit, sondern auch specielle bautechnische, pädagogische und medicinische, den meisten Aerzten keineswegs geläufige Kenntnisse erfordern, soll der Schularzt ausser seiner sonstigen Berufsthätigkeit ausüben, damit dem Staat und der Gemeinde nicht zu beträchtliche finanzielle Lasten erwachsen. Es leuchtet wohl auch dem Laien ohne Weiteres ein, dass eine derartige Institution uns zwar zu einem Heere neuer Staatsbeamten verhelfen und eine Quelle fortwährender Frictionen zwischen Pädagogen und Aerzten

[1] Auch Javal und Becker hatten die Vermuthung ausgesprochen, dass vielleicht die Gutsehenden, welche scharfe Augen für die Ferne brauchen, in den mittleren Klassen abgegangen, und nur die Schlechtsehenden in den oberen Klassen zurückgeblieben seien.

[2] Vgl. Graefe's *Archiv für Ophthalmologie.* Bd. XXXI. Abth. 4. S. 119.

werden, aber keineswegs den Nutzen für unsere Jugend haben würde, welchen viele davon erwarten."

Hierauf sei die Frage gestellt: „Giebt es nicht Fabrikärzte, Schiffsärzte, Knappschaftsärzte, Bahnärzte, Militairärzte und überall da Aerzte, wo eine grössere Anzahl Menschen zusammen sein müssen, und wirken alle diese Aerzte nicht segensreich? Haben sie beständige Frictionen mit den übrigen Beamten? Warum sollten gerade die Schulärzte eine Ausnahme machen?

v. Hippel meint, abgesehen von der Schwierigkeit, überall geeignete Personen zu finden, welche fähig und geeignet wären, das dornenvolle und langweilige, arbeitsreiche Amt eines Schularztes zu übernehmen, abgesehen von den grossen Geldopfern, welche von den Gemeinden gebracht werden müssten, würde die ärztliche Ueberwachung doch nur eine leere Formalität bleiben, weil dem Schularzt die Macht fehlt, das, was er für richtig und wünschenswerth hält, auch durchzusetzen. „Wenn Cohn und Baginsky fast dictatorische Befugnisse für den Schularzt fordern, wenn sie ihm das Recht vindiciren wollen, jede Schule zu schliessen, deren Räume und innere Einrichtungen den Anforderungen der Hygiene nicht entsprechen, so werden sie dabei schwerlich auf eine Unterstützung an maassgebender Stelle zu rechnen haben. Reformen auf diesem Gebiete lassen sich nicht mit einigen Federstrichen durchführen, sondern durch ernste, opferwillige Arbeit von Generationen."

So gut jedes baufällige Haus von der Polizei geschlossen wird und die Einwohner ausziehen müssen, so gut eine defecte Senkgrube beseitigt, vergiftete Brunnen geschlossen und verdorbene Nahrungsmittel ohne Weiteres cassirt werden, so gut müssen auch schädliche Schulen geschlossen werden. Man darf in der That mit Falk[1] sagen: „Der Staat überwacht mit Recht den Verkauf der Nahrungsmittel vom hygienischen Standpunkte; sollte die Wohlfahrtspolizei den Stätten fernbleiben, in welchen die geistige Nahrung credenzt wird?"

v. Hippel meint, er wolle, wenn er auch officielle Schulärzte für keinen Gewinn halte, doch keineswegs jede ärztliche Mitwirkung aus der Schule verbannen; „sie wird überall da wünschenswerth und nöthig sein, wo der gute Wille der Lehrer nicht hinreicht, körperliche Fehler und Leiden der Schulkinder richtig zu erkennen und ihren Folgen rechtzeitig vorzubeugen." Nun weiter sollen ja auch die Schulärzte nichts thun, als körperlichen Fehlern, z. B. der Myopie, rechtzeitig vorzubeugen; der „gute Wille der Lehrer" reicht ja niemals hin, eine alte finstere Klasse in eine helle zu verwandeln und besseres Mobiliar hineinzubringen.

---

[1] *Die sanitätspolizeiliche Ueberwachung der Schulen.* S. 84.

v. Hippel schliesst seine Rede mit den Worten: „Nicht durch bureaukratische Maassregeln wird das körperliche Gedeihen unserer Schuljugend befördert werden, sondern durch Verbreitung richtiger hygienischer Grundsätze in immer weiteren Kreisen der Bevölkerung, durch harmonisches zielbewusstes Zusammenwirken von Schule und Familie." Hiergegen seien wiederum ein Paar Fragen gestattet: Wird das Elisabetan, wenn es noch so zielbewusst mit der Familie arbeitet, dadurch im Stande sein, den 28 Procent Schülern, die dort kein Himmelslicht sehen, dasselbe beim Arbeiten zu verschaffen? Oder kann das „harmonische zielbewusste Zusammenwirken des Magdalenen-Gymnasiums und der Familie" nur einen der sämmtlichen Schüler, welche im Zeichensaale ungenügendes Licht haben, hellere Zeichenplätze schaffen? Durch die Hippel'schen Sätze wird in Jahrzehnten vielleicht, durch den Schularzt aber bald Verbesserung gebracht werden. —

Die neueste Arbeit von Stilling in Strassburg[1] schliesst sich in mancher Beziehung den Aufsätzen von Tscherning und v. Hippel an. Stilling kritisirt namentlich die Statistiken der Schüler-Untersuchungen und meint, dass unter den schwach Kurzsichtigen viele Fälle von Uebersichtigkeit verborgen seien, die nicht ordentlich diagnosticirt wurden.[2]

Dass diagnostische Irrthümer überhaupt bei Massenuntersuchungen vorkommen, glaube ich gern, auch dass Hyperopie und Astigmatismus scheinbare Kurzsichtigkeit vortäuschen können; aber diese Fehler dürften bei den vielen tausend Untersuchungen, die vorliegen, auf das Gesammtfacit wenig Einfluss haben. Uebrigens findet Stilling selbst gerade seine und meine Zahlen recht gut übereinstimmend.

---

[1] *Archiv für Augenheilkunde.* 1885. S. 133.

[2] Stilling erzählt, dass sich unter seinen Zuhörern einer befunden, den ich unter meinen 10000 Schulkindern untersucht, für kurzsichtig erklärt, und dem ich eine Concavbrille empfohlen habe, während dieser Student unverkennbar übersichtig sei.

Wäre der von Stilling gerügte Irrthum in der That vorgekommen, so würden doch die Schlüsse, die ich aus den Untersuchungen der 10000 Breslauer Schulkinder gezogen, dadurch keineswegs beeinträchtigt. Es liegt jedoch jener Irrthum in der That nicht einmal wirklich vor; denn

1. wurde jener Student gar nicht unter den 10000 Schulkindern im Jahre 1866 untersucht, sondern erst vier Jahre später auf einem ganz anderen Gymnasium (Friedrichs-Gymnasium), über das ich apart 1872 im Osterprogramm berichtet habe;

2. wurde er dort nicht als kurzsichtig, sondern als augenkrank (Ak) in den Listen (S. 7) aufgeführt; alle Fälle, welche bei der Leseprobe Kurzsichtigkeit zeigten, wurden damals bespiegelt, und jeder Fall, der eine Abnormität aufwies, wurde nicht unter M, sondern unter Ak subsumirt; jener Schüler zeigte einen Hornhautfleck und Pigment auf der Kapsel, Folgen einer $^1/_2$ Jahr zuvor erlittenen Verletzung;

3. habe ich damals ihm so wenig als irgend einem Schüler vor der Pubertät eine Concavbrille empfohlen.

Auch er hält wie Tscherning die Myopie mittleren Grades nicht für bedenklich; er ist aber ein viel zu feiner Kenner Darwin's, als dass er diese Myopie in Tscherning's Sinne auffassen würde. Stilling sagt: „Im Darwin'schen Sinne darf man den Vorgang dieser Anpassung wohl kaum auffassen, sondern man muss sich eben vorstellen, dass man es mit analogen Vorgängen zu thun hat, wie bei der Entwickelung der sogenannten Reiterbeine oder der Hände von Klavierspielern". Dann aber heisst es weiter: „Was die mittleren Grade der Myopie anlangt, von denen wir annehmen müssen, dass sie eine Anpassung der Augen an die an und für sich unnatürliche Anforderung des anhaltenden Nahesehens bedeutet, so lässt sich bekanntlich sehr darüber streiten, ob sie ein Uebel sei, selbst wenn sie sich mit steigender Culturarbeit noch weiter ausbreiten sollte, als dies jetzt der Fall. Aber wenn man das auch zugeben will, muss auf der anderen Seite zugestanden werden, dass diese Arbeitsmyopie, verglichen mit der grossen Zahl weit grösserer Uebel, welchen der menschliche Organismus ausgesetzt ist, ein sehr geringes und höchst erträgliches sei, keineswegs geeignet, so grosse Befürchtungen zu erregen, wie dies vielfach geglaubt wird." Nun freilich: Krebs, Cholera, Typhus u. s. w. sind gewiss noch gefahrvoller als Myopie; aber ist darum, weil es Schlimmeres giebt, das Aufhören der Fernsicht gleichgültig? Jeder Normalsichtige, der nur einen Tag sich mit + 3 bewaffnete und auf diese Weise sich künstlich kurzsichtig machte, würde ganz anderer Ansicht sein. Ich will gar nicht davon sprechen, wie schlimm der myopische Soldat, Polizist, Jäger u. s. w. daran ist, dem die Brille verloren, zerbrochen, verbogen, ja nur angelaufen ist! —

Schliesslich registriren wir mit besonderer Befriedigung das Zugeständniss, das auch Stilling in den Worten macht: „Dass schlechte Beleuchtungsverhältnisse, schlechter Druck und dergleichen einen Einfluss auf die Entwickelung von Myopie haben, kann nicht bestritten werden; denn ungünstigen Verhältnissen muss sich das Auge mehr als günstigen anpassen; ob aber dieser Einfluss ein so grosser ist, steht dahin. Die von Cohn vorgeschlagenen hygienischen Maassregeln, deren Rationalität ich nicht bestreite, müsste man auch für Fabriken, Werkstätten etc. einführen." —

Diesen Arbeiten von Becker, Tscherning, v. Hippel und Stilling stehen nun fast diametral die anderer und nicht minder zuverlässiger und anerkannter Forscher gegenüber. An ihrer Spitze steht Horner, dem wir eine ausgezeichnete, sehr lehrreiche, viele neue Gedanken enthaltende Schrift über Brillen[1] verdanken. Horner ist, was sein an sich gewichtiges Urtheil noch gewichtiger macht, selbst kurzsichtig. Sehr

[1] *48. Neujahrsblatt zum Besten des Waisenhauses in Zürich für 1885.*

beherzigenswerth sind seine Ansichten über die erbliche Myopie (S. 24): „Die zu Myopie erblich Disponirten bedürfen noch mehr prophylaktische Pflege, als die nicht erblich Belasteten. Wir begegnen hier einem Verhältniss von allgemeiner Bedeutung, das oft genug ganz irrig aufgefasst wird. Wir wollen ein alltägliches Beispiel wählen. Wie oft hört man den Ausspruch einer Mutter, der man bessere Pflege für die Zähne ihres Kindes empfiehlt: „Ach, das nützt nichts, ich habe auch schlechte Zähne gehabt.“ Ebenso irrig fasst man auch die Erblichkeit der Myopie als Entschuldigung für mangelnde Schonung auf. In beiden Fällen ist das Umgekehrte richtig. Bei ungünstiger Beanlagung rettet nur die verdreifachte Sorgfalt und Pflege den Zahn, das Auge, die Lunge; sie thut es aber auch. Gefahr und Stärke einer Krankheit sind immer nicht bloss von der Menge der krankmachenden Ursachen, sondern auch von individuellem Widerstand abhängig; ist der letztere schwach, so muss seine Kräftigung erstes Ziel sein, und um beim Vergleiche zu bleiben, der Posten für Zahnbürste und Zahnpulver im Haushaltungsbuche erhöht werden.“ Horner spricht auch die sehr richtige Ansicht aus, dass die ganz ohne Anlage erworbene Myopie ebenso zweifellos vorhanden ist, als die disponirte, und dass auf das sorgsamste Personen beobachtet wurden, die aus Uebersichtigen allmählich kurzsichtig wurden. „Ist dieser Uebergang in Myopie gefährlich? Man spricht von Myopie als von einer zweckmässigen Anpassung an die Art der Arbeit, etwa wie die Oberhaut des Fingers des Geigers sich verdickt. Will man mit dem Begriff der Anpassung auch denjenigen der Zweckmässigkeit vereinigen, so ist diese Auffassung für die Myopie ganz unrichtig. Denn in der Wachsthumszeit hat die grosse Mehrzahl der Augen kein Bedürfniss kurzsichtig zu werden, da das Accomodationsvermögen völlig ausreicht zur Arbeit, und nach Abschluss der Jugend bietet die Kurzsichtigkeit mehr Gefahr als Nutzen. Will man mit „Anpassung“ nur sagen: Die Veränderung ist das nothwendige Product des Gebrauchs, seiner Ausdehnung und Art, so ist dies richtig; aber dann vergesse man nicht, dass diese Anpassung sehr häufig die Grenze der Gesundheit überschreitet, möge es sich um den Plattfuss des Bergbewohners, das Emphysem des Trompeters, den gewölbten Rücken des Preisturners oder die Kurzsichtigkeit der Gelehrten handeln, dann nämlich, wenn die Function des Organs unmässig beansprucht wird und nicht zwischen Ruhe und Arbeit die rechte Mitte hält.“

Ganz im Gegensatze zu den Ansichten von Stilling hält Horner die Myopie für eine grosse Hemmung für die Berufswahl, das Fortkommen, die Existenz; „in einer grossen Zahl von Berufsarten namentlich auch beim weiblichen Geschlecht geht das Tragen von Brillen unmöglich an oder es würde eine so starke Brille verlangt, wie sie gar nicht ertragen wird. Wer so oft den Jammer erlebt, dass ein gewählter Beruf wegen starker Myopie nicht weiter gepflegt, ein gewünschter nicht gewählt werden kann, hat das Recht, diese volkswirthschaftliche Seite zu betonen.“ Sehr richtig und der grössten Verbreitung würdig sind Horner's Erfahrungen über die Gefahren der Myopie. „Der Grad der Myopie, der die Grenze bildet, jenseits deren die Gefahr fast Regel wird, ist ausgedrückt durch Myopie 6 (nicht 9 wie Tscherning glaubt). Da diese Myopie von denjenigen, welche z. B. im 12. Jahre nur die Hälfte haben, leicht noch erreicht wird, ist die starke Kurzsichtigkeit um so gefährlicher, je jünger das Individuum, das sie zeigt. Und nun kann eine Thatsache nicht genug hervorgehoben werden: Die Todesgefahr des stark kurzsichtigen Auges steigt mit dem **Alter** und wird durchschnittlich vom **50. Jahre** immer drohender.“ Von 1878 Myopen, die Horner von 1880 bis 1883 in seiner Wohnung untersuchte, zeigten 34 Procent schwere Complicationen und darunter neun Glaskörpertrübungen, elf Aderhautentzündungen, vier Netzhautablösungen und 23 Procent grauen Staar. Der Altersdurchschnitt dieser 629 Fälle von Kurzsichtigkeit mit schweren Complicationen war 50·3 Jahre.

Bekanntlich hat man eigene Schulen für Kurzsichtige vorgeschlagen; diese hält Horner nicht für nöthig; wir stimmen vollkommen seinen Worten bei: „Lieber möge man alle Schüler behandeln, wie wenn sie kurzsichtig werden könnten!“

Horner kommt zu dem beherzigenswerthen Schlusse, „dass der Kampf gegen die Kurzsichtigkeit und ihre Verbreitung ein vollberechtigter sei für die, die es werden, für die, die es sind und für die, die nachkommen. Glücklicherweise ist der Kampf auf der ganzen Linie entbrannt; hüte man sich vor dem Erkalten!“ —

Wir haben hier noch die neuen gründlichen Untersuchungen von Schmidt-Rimpler zu erwähnen.[1] Derselbe hat meine früheren Angaben, welche von v. Hippel bezweifelt wurden, bestätigt, dass auch die Grade der Myopie mit den Schuljahren zunehmen. Schmidt kann auch Tscherning nicht beistimmen, dass die Arbeitsmyopie unschädlich wäre, da auch eine Anzahl Augen durch die Naharbeit zu Myopiegraden geführt wird, welche mit gefährlichen Krankheiten sich zu compliciren pflegen (S. 171); Schmidt hält wie Horner die Ansicht Tscherning's, dass die Gefahr erst mit 9 D beginne, den klinischen Erfahrungen nicht entsprechend. „Und von diesen Gefahren selbst abgesehen, sagt Schmidt, bringt die Myopie hinreichende Nachtheile mit sich, um die Sorgfalt,

[1] Vgl. v. Graefe's *Archiv.* 1885. Bd. XXXI. Abth. 4. S. 115.

welche man jetzt zu ihrer Bekämpfung verwendet, zu rechtfertigen. Er betont mit Recht, dass trotz corrigirender Gläser durchschnittlich die Myopen mittlerer und höherer Grade an Sehschärfe für die Ferne einbüssen.

In neuester Zeit ist ferner Schiess-Gemusaeus in Basel gegen die Tscherning'sche Lehre aufgetreten.[1] Er sagt sehr richtig: „Die Darwin'sche Theorie hat sich auch in der Lehre der Myopie bemerklich gemacht. Man hat sogar die Sache von fachmännischer Seite ad absurdum getrieben, indem man eine fatalistische Bestimmung für Kurzsichtigkeit annahm, ohne der Nahearbeit ihr unzweifelhaftes Recht zu lassen. Nur Kinder mit kurzsichtigen Eltern oder Grosseltern sollten kurzsichtig werden können. Dem widerspricht aber alle unbefangene Beobachtung; täglich sehen wir junge Leute Myopen werden, die vom Lande kommen und deren Eltern und Voreltern ausgezeichnete Augen hatten. Sie sind erst Myopen geworden, als sie ihr Ackergeräth oder Handwerkszeug mit der Feder und dem Buche vertauschten. Uebrigens wird doch der Aeltervater der Myopen auch nicht zufällig myopisch geworden sein, und die Ursachen, die vor einigen tausend Jahren bei ihm Kurzsichtigkeit hervorriefen, werden ja auch heute wieder die gleiche Wirkung erzeugen können.“ Schiess vergleicht die Myopie mit der Phthisis, da ja auch Kinder phthisischer Eltern unter günstigen Verhältnissen alt werden und sich gesunder Kinder erfreuen könnten.

Auch Seggl wendet sich am Schlusse einer sehr gediegenen Arbeit über normale Sehschärfe[2] ebenfalls energisch gegen die Ansicht von Tscherning, dass die durch Lesen hervorgerufene Myopie als gutartig aufzufassen sei. Den wirklich verderblichen Einfluss der Naharbeit beweist er vortrefflich durch eine Zusammenstellung der Augenbefunde von 1870 Soldaten, unter denen die Bauernknechte nur zwei Procent, die Taglöhner drei Procent, die Handwerker und Gewerbtreibenden acht Procent, dagegen alle aus höheren Schulen hervorgegangenen 57 Procent Myopen lieferten! Auch Seggl ist der Ansicht, dass „die Bekämpfung der Myopie nicht nur um ihrer selbst willen, sondern auch wegen der selbst bei den niederen Graden damit verbundenen Abnahme der Sehschärfe ein dringendes, nicht oft genug zu urgirendes Gebot ist.“

Wenn wir somit alle augenärztlichen neueren Autoren, auch die Gegner befragen, so finden wir doch keinen, der nicht der Ansicht wäre, dass in den Schulen alles so eingerichtet sein solle, dass es den Augen nicht Schaden bringt.

---

[1] Ueber Schule und Kurzsichtigkeit. *Allgemeine Schweizer Zeitung.* 1886.

[2] Vgl. Graefe's *Archiv.* 1884. Bd. XXX. Abth. 2. S. 139.

Alle Ophthalmologen sind darin einig, dass schlechte Körperhaltung, sei sie nun durch schlechte Beleuchtung oder durch schlechte Subsellien bedingt, Myopie erzeugen könne. Und keine Dialektik ist im Stande, die Thatsache wegzuwischen, dass mehr als die Hälfte aller Primaner und Studenten myopisch ist.

Der Kurzsichtigkeit entgegen zu arbeiten, wird also eine Hauptaufgabe der Schulärzte sein, und ein grosses Feld der Thätigkeit ist ihnen da gerade in den Breslauer Schulen gegeben.

Die Subsellien sind nahezu in allen Breslauer Klassen schlecht[1]; denn es giebt fast nicht eine einzige Klasse, in der die grösseren und kleineren Schüler an verschieden grossen Subsellien sitzen. Die Kinder müssten in jeder Klasse nach ihrer Körpergrösse vom Schularzte beim Beginn eines jeden Semesters in zwei bis drei verschiedene Bankgrössen gesetzt werden und dürften dann nur in diesen Abtheilungen certiren, wenn das Certiren für unvermeidlich aus pädagogischen Gründen erachtet wird.

Die Anschaffung der richtigen Subsellien tritt in neuester Zeit um so mehr in den Vordergrund, als man jetzt anfängt, auch kleinen Kindern bereits Concavbrillen und sogar sehr starke Nummern zu verordnen.

Früher perhorrescirte man dieselben, und bedeutende Forscher, welche ihre Assistenten und Schüler Jahrzehnte lang nicht eindringlich genug darauf aufmerksam machen konnten, ja keinem Kinde vor der Pubertät, ja sogar vor Beendigung des Wachsthums eine Concavbrille oder höchstens eine ganz schwache Brille zur Fernsicht zu gestatten, ändern jetzt ihre Lehre und verordnen permanente Gläser zur Arbeit.

Nachdem Erismann in Folge seiner Untersuchungen im Jahre 1871 es rund ausgesprochen, dass jeder jugendliche Myop leide, wenn er eine Concavbrille trage, betonte ich bereits in der Ophthalmologen-Versammlung zu Heidelberg,[2] dass es einer der allerschwierigsten Punkte der Statistik sei, festzustellen, ob in einem speciellen Falle bei einem bestimmten Grade von Myopie eine bestimmte Art von Brillen schädlich oder nicht. Nur monatelange vergleichende Beobachtungen von Myopen gleichen Grades, die unter sonst gleichen Verhältnissen und gleicher Beschäftigungsdauer zum Theil mit, zum Theil ohne Brillen arbeiten, könnten zur Lösung der Frage führen.

---

[1] Eine sehr rühmliche Ausnahme macht, wie ich erst während der Correctur dieses Aufsatzes erfuhr, die kathol. höhere Bürgerschule, deren Director, Herr Dr. Höhnen, treffliche Bänke angeschafft hat, deren Sitze für jeden Schüler allein vor- und zurückschiebbar sind. Auch werden in dieser Schule erfreulicher Weise die Kinder nach der Grösse an entsprechenden Subsellien placirt.

[2] Vgl. *Monatsblatt für Augenheilkunde.* 1871. S. 311.

Im Allgemeinen hat man bis vor Kurzem nur selten Concavbrillen zum Schreiben verwendet; erst Paulsen in Hamburg[1] gab den Rath, allen Myopen möglichst frühzeitig Concavgläser auch zur Arbeit zu verordnen.

Es ist hier[2] nicht der Ort, die Theorieen über die Entstehung der Kurzsichtigkeit genauer zu besprechen; denn in dieser Lehre ist Alles streitig. Man könnte die Theoretiker eintheilen in die Nativisten (welche Alles auf erbliche Disposition beziehen), in die Tensoristen (welche den Tensor der Aderhaut, also die Accommodationsanstrengung als Ursache der Myopie betrachten) und in die Convergisten (welche der vermehrten Convergenz der Augen bei der Naharbeit die Entstehung der Myopie zuschreiben). Im Grunde genommen befindet man sich noch völlig im Gebiete der Hypothese; keine Theorie ist bisher im Stande, alle Vorgänge bei dem langsamen Längerwerden des Augapfels der Myopen ganz hinreichend zu erklären.

Die Convergenztheorie hat viel Bestechendes, obgleich sich auch gegen sie Manches einwenden lässt. Wer sie unterschreibt, wird natürlich alles Heil in der permanenten concaven Arbeitsbrille der Myopen finden; denn diese entlastet die Convergenz; aber in sehr richtiger Weise bemerken die Vertheidiger derselben, dass die Concavbrille ein Gift ist, wenn das Auge trotz derselben der Schrift nahekommt.

Wenn es nun wirklich so vortheilhaft ist, dem Myopen diese Arbeitsbrille zu geben, so sind die Schulärzte doppelt nothwendig; denn an den alten Subsellien können die Kinder nicht dauernd grade sitzen; es ist positive Distanz vorhanden, und die Kinder sitzen nicht nach der Grösse. Wenn das so weiter bleibt, dann werden alle diese Concavbrillen nur nachtheilig wirken; denn bei der schlechten Haltung, zu der die Kranken jetzt gezwungen sind, müssen sie Convergenz und Accommodation hinter der Brille erst recht anstrengen[3] und so gewiss ihre Myopie vergrössern. Man empfiehlt mit Recht Durchsichtsstative,

[1] Vgl. *Die Entstehung und Behandlung der Kurzsichtigkeit.* Berlin 1883.

[2] In der demnächst erscheinenden englischen und russischen Ausgabe meiner Schrift: „Hygiene des Auges in den Schulen“ sind meine Ansichten ausführlich mitgetheilt.

[3] Ich kann mich selbst als Beispiel für eine auf diese Art zur Progression gebrachte Myopie anführen. Ich sass in Secunda des finsteren Magdalenaeums und erhielt von einem tüchtigen Angenarzte damals Brille — 1·75, um in der Mathemathik die Zahlen an der Tafel zu erkennen. Lorgnons gab es vor 32 Jahren noch nicht. Es war mir zu lästig, die Brille auf- und immer wieder abzunehmen, wenn ich von der Tafel in mein Heft sah; ich behielt sie also permanent auf. Die Bänke waren damals so schlecht wie heute, sie hatten grosse horizontale Plusdistanz; ich musste auf das Buch herabsinken. So nahm denn unter der Brille die Myopie so zu, dass ich beim Abiturientenexamen bereits — 5·0 brauchte.

besonders das von Kallmann; aber die Kinder sind in den unteren Klassen schon schwer hinter denselben zu erhalten, wie viel schwieriger in den oberen. Vielleicht ist ihnen das neue Stativ von Landsberg in Hannover[1] bequemer.

Auch betreffs der Tages- und künstlichen Beleuchtung wird der Schularzt speciell in Breslau sehr viel zu thun haben. Wir besitzen ja jetzt den guten Raumwinkelmesser von Leonhard Weber;[2] mit demselben muss in jedem Zimmer untersucht werden, wie weit noch brauchbares Tageslicht selbst an trüben Tagen zu erwarten ist.[3] Jeder Schüler muss wenigstens 50 Quadratgrad Raumwinkel (d. h. Himmelslicht) bekommen, und es wird Sache des Schularztes sein, dafür zu sorgen, dass die Plätze, welche weniger Quadratgrade haben, unbesetzt bleiben. Der amtlichen Verfügung des Schularztes wird schon Folge gegeben werden; aber wer kümmert sich jetzt um den Raumwinkel?

Im Magdalenen- und Elisabetgymnasium sieht der vierte Theil der Kinder keinen Himmel, wie oben schon erwähnt; die Mehrzahl der Klassenzimmer dieser Anstalten sind — milde gesprochen — sehr dunkle Punkte in unserer Schulhygiene, mit denen wir uns bei dem Congress der Hygieniker, welcher im September in Breslaus Mauern tagen soll, leider keine Ehre einlegen werden. Der Schularzt wird stets wiederholen müssen: „Ceterum censeo, Magdalenaeum et Elisabethanum esse dislocandum." Und ebenso wird er für die Beseitigung finsterer Zimmer in anderen Anstalten immer und immer wieder eintreten müssen.

Bei den neuen Schulbauten wird zwar der Physikus jetzt um Rath gefragt, aber nur bei den Volksschulen, bei den höheren Anstalten noch nicht. Und das ist gewiss eine Hauptaufgabe des Schularztes: den Bauplan zu revidiren.[4]

---

[1] Vgl. Dürr, *Rathschläge für Kurzsichtige*. Hannover 1886.

[2] Vgl. *Zeitschrift für Instrumentenkunde*. Oct. 1884.

[3] Vgl. die Anwendung des Instrumentes in meinem Aufsatze über die Tages- und Gasbeleuchtung in den Auditorien der Breslauer Universität. *Berliner klinische Wochenschrift*. 1885. Nr. 51.

[4] Dass unsere Königl. Behörden ärztlichen Wünschen, wenn sie auch nicht vom Physicus ausgehen, gern entgegenkommen, beweist folgender Fall. Zufällig lernte ich den Baumeister des neuen Königl. Wilhelms-Gymnasium (Sonnenstrasse) kennen und besichtigte als Privatmann mit ihm den Rohbau; die Beleuchtungsverhältnisse der Schule, deren Entwürfe in Berlin angefertigt worden waren, fand ich ausgezeichnet. Ich fragte nach der Turnhalle und hörte, dass in wenigen Tagen ihr Bau beginnen solle und zwar vor dem westlichen Flügel der Anstalt, in welchem sich die Klassenzimmer befinden. Der Platz vor dem östlichen Flügel, in welchem die Director- und Schuldiener-Wohnung sich befanden, sollte frei bleiben. Wenn die Turnhalle in der projectirten Weise gebaut worden wäre, so hätten sechs Schulklassen, drei im Parterre und drei im ersten Stock, für alle Zeiten ihr schönes Licht

Man kann gewiss auch ausserhalb der Schule Diphtheritis acquiriren, das ist traurig; aber die Behörden haben die Pflicht, alles zu thun, dass man sie nicht im Schulhause bekomme. Ebenso ist es auch bei der Myopie. Gewiss kann bei den besten Schulhäusern durch mangelnde häusliche Hygiene Myopie entstehen, aber in der Schule müssen alle Bedingungen erfüllt sein, um ihre Entstehung zu verhindern.

B. Ansteckende Krankheiten.

Es unterliegt gar keinem Zweifel, dass gerade die Schulen die besten Heerde für die Verbreitung von Scharlach, Masern, Rötheln, Windpocken, Diphtherie, Keuchhusten, Mumps und einzelne parasitäre Hautkrankheiten werden können und oft schon gewesen sind. Im vorigen Jahre brach z. B. in Brailes, einem kleinen Dorfe in England mit nur 1285 Einwohnern eine sehr schlimme Diphtheritisepidemie aus, von der in kurzer Zeit 48 Personen befallen wurden; 23 starben. Von den Kindern, die zur Schule gingen, erkrankten 16 Procent; von denen, die die Schule nicht besuchten, nur 6 Procent.[1]

Es ist höchst unwahrscheinlich, dass die Diphtheritisepidemie unter den Zöglingen der Kleinkinderbewahranstalt in Breslau, von welcher uns College Körner berichtet hat, solche Dimensionen angenommen hätte, wenn die Schule rechtzeitig geschlossen worden wäre. Dass das Meldewesen in seiner jetzigen Form eine rechtzeitige Benachrichtigung des Physikus ausschloss, ist in den Debatten der letzten Sitzungen der hygienischen Section genügend erörtert worden; auch ist ein verbessertes Meldungsschema nach den Vorschlägen der Commission (welche aus den Herren Dr. Asch, Dr. Th. Körner, Dr. Hepner und Dr. Schmiedel bestand), von der hygienischen Section beschlossen worden.

Auch ich habe in der vorletzten Sitzung einen Fall erzählt, der die nothwendige Aenderung des Meldungschemas vortrefflich illustrirt und hier Platz finden mag. In der Wohnung des Schuldieners einer sehr grossen hiesigen Schule erkrankten die beiden Enkel desselben an Diph-

verloren. Ich wandte mich sofort als Privatmann an den Herrn Regierungs-Präsidenten und an alle mir bekannten Räthe des Königl. Provinzial-Schulcollegiums und ersuchte sie, Alles aufzubieten, um die Turnhalle vor den anderen Flügel des Gymnasiums bauen zu lassen, — und in der That, der Bau wurde inhibirt, die Pläne gingen nach Berlin zurück, und nach einiger Zeit kam die Ordre, dass die Turnhalle vor die Schuldiener- und Directorwohnung kommen solle. Hätte ich zufällig den Baumeister einige Tage später kennen gelernt, so war nichts mehr zu redressiren! Sobald aber ein Schularzt erst im Collegium sitzt, sind derartige hygienische Fehler in den Entwürfen nicht mehr zu fürchten,

[1] Vgl. Mittheilung von Dr. Gibert aus Havre. *Revue chrétienne.* Mai 1885.

therie; ein Kind starb in drei Stunden. Diese Enkel waren vollkommen correct als Kinder eines Drehers und auch die Wohnung war richtig mit der Nummer der Strasse gemeldet worden; dennoch war weder die Schule geschlossen, noch der Physicus zugezogen worden. Es konnte eben aus der Meldung, dass die Kinder eines Drehers in dem Hause Nicolai-Stadtgraben 20 an Diphtherie erkrankt waren, nicht ersehen werden, dass der Fall in einem Schulhause und in der Wohnung des Schuldieners vorgekommen.

Wenn das Schema, welches die hygienische Section jetzt dem Polizei-Präsidium vorschlägt, eingeführt wird, so werden solche Fälle sich nicht wiederholen; denn am Schlusse des Schemas befindet sich die Frage, ob besondere Verhältnisse ein Einschreiten der Gesundheits-Polizei nöthig machen; der Physicus wird also dann rechtzeitig von der öffentlichen Gefahr in Kenntniss gesetzt werden und die nöthigen Maassnahmen treffen können.

Dass die Meldung ferner wie bisher, nicht gleich an die Centralstelle, sondern zunächst an das Polizei-Commissariat und erst von da am nächsten Tage an den Physicus gehen soll, ist entschieden zu missbilligen; es ist dies ebenso, als wenn wir die Meldung eines Feuers erst beim Polizei-Commissarius machen müssten, und dieser erst am nächsten Tage die Feuerwehr benachrichtigen würde; ansteckende Krankheiten in Schulhäusern müssen dem Physicus direct sofort gemeldet werden. — Meiner Ansicht nach müsste auch, so hart es klingen mag, in die Contracte mit den Schuldienern ein Paragraph aufgenommen werden, nach dem dieselben verpflichtet werden, Mitglieder ihrer Familie, welche von ansteckenden Krankheiten befallen werden, sofort in das Hospital zu schaffen. Denn die Schuldiener können dadurch, dass sie Esswaaren an die Kinder verkaufen, die Ansteckung am leichtesten verbreiten.

Eine weitere wichtige Frage, die wohl auch discutirt werden muss, ist die, ob es denn vom sanitären Standpunkte nicht besser ist, die Directorwohnung nicht im Schulhause unterzubringen, damit, falls ansteckende Erkrankungen in der Familie des Rectors ausbrechen, die Schule nicht geschlossen zu werden braucht. Man denke nur, — und der Fall ist vorgekommen, — dass sämmtliche Kinder eines Gymnasialdirectors Keuchhusten haben. Die Wohnung liegt im Gymnasium; die Kinder werden fast niemals vollständig vom Arbeitszimmer des Vaters abgeschlossen, und täglich kommen andere Schüler in dieses Zimmer zum Director.

Es lässt sich ja vom pädagogischen Standpunkte, wie ich anerkenne, vieles für die Rectorwohnung im Schulhause sagen; aber sollte es nicht möglich sein, den Rector in einem sehr nahe gelegenen Hause oder in einer Villa zu placiren, von wo ihm die Ueberwachung der Schule bequem und doch eine Isolirung seiner Wohnung bei Infectionskrankheiten leicht ist?

Von grösster Wichtigkeit für den Schularzt wird die Ueberwachung einer verständigen Desinfection der wieder zur Schule zurückkehrenden Kinder sein müssen. Darum kümmert sich bis jetzt Niemand. Der Schutzmann, der ja kein maassgebendes Urtheil hat, berichtet, ob die Wohnung und die Betten desinficirt worden; das „Wie“ wird nicht erörtert. Es ist bekannt, dass gerade Papier das Contagium des Scharlach, der Masern u. s. w. vermittelt. Man weiss, dass durch einen Brief aus einer Masernstube die Masern nach den Fidschi-Inseln gekommen sind und dort grosse Verheerungen anrichteten. Man kann mit fast absoluter Gewissheit sagen, dass bis jetzt kein Schüler seine Lese- und Schreibebücher desinficirt, wenn er wieder in die Schule zurückkehrt. Ob die Kleider desinficirt werden, ist auch sehr fraglich. Darum ist die 15. Genfer These (s. oben S. 13): „Der Schularzt darf das Kind erst dann wieder zum Schulbesuche zulassen, wenn er sich selbst überzeugt hat, dass jede Gefahr der Ansteckung beseitigt ist, und dass die Bücher, Hefte und Kleider des Kindes gründlich desinficirt worden sind,“ ganz besonders beherzigenswerth.

Die Frage nach den Schulbrunnen wird in Breslau, wo Wasserleitung in allen Schulen sich befindet, weniger wichtig sein, als an anderen Orten, wo ja häufig genug Verunreinigungen der Brunnen beobachtet worden sind. So wurde in Schreiberhau, trotz des Gutachtens des Kreisphysicus vom 9. September 1882, dass das Wasser, da die Abtritte wenige Schritte vom Brunnen entfernt waren, völlig ungeniessbar sei, ein neuer Brunnen doch erst am 13. August 1883 angelegt.

Der Lehrer erreicht ja durch ewig erneute Klagen auch schliesslich Verbesserung; aber wie viel Verdruss erregt er oft damit; um des lieben Friedens willen lässt er es dann in den meisten Fällen gehen, wie es eben geht. Das Urtheil des Arztes wird aber nach unten und nach oben ganz anders ins Gewicht fallen.

Der Schularzt wird ferner seine Aufmerksamkeit der Ventilation, der Heizung, dem Druck der Schulbücher und ganz besonders der Reinlichkeit der Klassen zuwenden müssen. Mit letzterer ist es in den Breslauer Schulen sehr schlecht bestellt. Dicker Staub liegt überall, jeder Gasarm ist mit Staub bedeckt. Es ist schon vor zwei Jahren einmal öffentlich mitgetheilt worden, dass die Leinwandvorhänge in der Elementarschule auf der Kirchstrasse in den ersten acht Jahren des Bestehens der Schule niemals gewaschen worden sind. Nach dem neuen Programm der städtischen höheren Töchterschule am Ritterplatz

(Ostern 1886), werden täglich alle Räume gekehrt und alle Möbel abgestäubt, aber nur alle sechs Wochen werden alle Zimmer und Corridore gescheuert. In vielen anderen Schulen werden die Klassen nur einoder zweimal wöchentlich gekehrt.

Die Zimmer, in welche 60 bis 80 Kinder einen grossen Staub hereinbringen, werden viel zu selten gewaschen; es müsste dies täglich geschehen. Ein Schuldiener aber ist gar nicht im Stande, 10 bis 20 Zimmer täglich zu reinigen. Man hat vorgeschlagen, dass die Feuerwehr die Reinigung der Klassen übernehme; das würde sehr wünschenswerth sein. — Auch die Retiraden werden einer öfteren Inspection bedürfen. Hat uns doch Hr. College Hepner hier erzählt, dass in einer hiesigen Kleinkinderbewahranstalt in dem einzigen vorhandenen Schulzimmer, in dem über 60 Kinder verweilen, hinter einer spanischen Wand sieben Nachtgeschirre benützt werden!

Man sieht, dass der Schularzt in Breslau viel Arbeit haben wird, und doch ist es nicht so viel, dass er (nachdem einmal die erste gründliche Inspection der Locale vorüber) nicht seine Pflicht im Nebenamte erfüllen und eine Schule alle 14 Tage revidiren könnte.

III. Die Schulärzte in anderen Ländern.

So viel ich aus Privatmittheilungen und Journalen erfahren konnte, stelle ich in Folgendem zusammen; wenn das Material auch gewiss sehr lückenhaft ist, so scheint es doch immerhin wichtig und interessant.

1. Frankreich.

Dr. Napias erwähnte auf dem Genfer Congress,[1] er wolle nur als Delegirter der Stadt Paris den Versammelten zeigen, dass die in den Genfer Thesen ausgesprochenen Wünsche seit mehreren Jahren in Paris schon erfüllt seien. Seit 1879 seien in den Schulen und Salles d'asyle (Kleinkinderbewahranstalten) Schulärzte angestellt. Die Schulen sind in Inspectionskreise zu 20—25 Klassen eingetheilt, jedes Kinderasyl wird für zwei Klassen gerechnet. Die Schulärzte müssen den Doctortitel haben; sie werden durch den Präfecten ernannt nach einer Vorschlagsliste, welche in dreifacher Zahl aus den Aerzten jedes Kreises aufgestellt wird; sie werden für drei Jahre gewählt und erhalten jährlich 600 Francs. Im Département der Seine sind 114 Schulärzte thätig; sie müssen alle 14 Tage die Klassen ihres Kreises besuchen. Ihre Aufgaben sind durch folgendes Reglement bestimmt:

[1] *Compte rendu du congrès.* 1882. t. II. p. 435.

Art. 1. Der Arzt muss seine Wohnung, Sprechstunde und seinen event. Wohnungswechsel dem Maire anzeigen.

Art. 2. Ein Special-Register muss in jeder Schule für den Arzt vorhanden sein

Art. 3. Zweimal im Monate und ausserdem, so oft der Maire ihn ruft, muss der Arzt visitiren.

Art. 4. Bei jedem Besuche hat er die Nebenräume des Hauses, die Höfe, Retiraden u. s. w. zu untersuchen und wird stets dabei begleitet vom Director oder der Directrice, denen er sogleich seine Wahrnehmungen mittheilt. Dann erst untersucht er jede Klasse betreffs Beleuchtung, Heizung, Ventilation, Mobiliar und dann diejenigen Kinder, die nach Angabe des Directors Krankheitssymptome zeigen.

Art. 5. Er notirt hierauf seine Resultate in das Register, beantwortet die dort aufgestellten Fragen und schreibt die Namen der Kinder hinein, die er wegen Krankheit nach Hause schickt, ferner die Zahl derer, welche wegen Krankheit fehlen, und ihre Krankheiten nach Angabe der Lehrer.

Art. 6. Innerhalb 24 Stunden sendet er seinen Bericht an den Maire.

Art. 7. Die Maires der Arrondissements machen sehr schnell einen Bericht über das, was ihnen dringend erscheint, an die Central-Verwaltung; was nicht dringend ist, ebenso wichtige Veränderungen in den Localen, theilen sie den Canton-Delegationen mit. Im Falle einer Epidemie können sie, wenn der Arzt den schnellen Schluss der Anstalt wünscht, die Schule schliessen, müssen aber sofort der Unterrichtsbehörde und der Centralverwaltung davon Anzeige machen. Der Cantonal-Delegation wird darüber und über andere Vorschläge des Schularztes vom Präsidenten dann Kenntniss gegeben.

Art. 8. Der Arzt sendet die Kinder, welche Symptome ansteckender Krankheiten zeigen, unverzüglich mit einem Avis an die Eltern, in welchem gesagt wird, dass das Kind nicht eher zur Schule zurückkehren darf, bevor es nicht dem Schularzt vorgeführt worden und von ihm ein Gesundheits-Attest wieder erlangt hat.

Art. 9. Jedem Director wird eine Uebersicht der ersten Symptome ansteckender Kinderkrankheiten zugesendet, welche vom hygienischen Centralcomité nach Angabe des Dr. Delpech 1879 entworfen worden ist. Wird ein Kind in dem Zwischenraume zwischen den Visiten des Schularztes krank, so meldet es der Lehrer dem Director, und dieser schickt es, wenn er ein Symptom der ansteckenden Krankheiten findet, sofort mit demselben Avis nach Haus.

Art. 10. Ein gleiches Gesundheitsattest müssen die Kinder bringen, die ohne Veranlassung des Directors und des Schularztes wegen Krankheit ausgeblieben waren.

Art. 11. Alle drei Monate müssen die Maires an den Praefecten einen Bericht über die Thätigkeit der Schulärzte senden.

Art. 12. Jeder Schularzt erhält dieses Reglement bei seinem Eintritt in die Stellung; auch liegt es in jeder Schule aus.

Das Formular der schulärztlichen Bulletins lautet:

a) Hygienischer Zustand der Schule.

1. Unterhaltung und Reinlichkeit der Räume (hierbei hat der Arzt die hygienischen Aenderungen anzugeben, die er für nützlich hält) und zwar: Vorhof, Treppen, Flure, Höfe, Rinnsteine, Dachrinnen, Closets, Pissoirs, Klassenzimmer.

2. Beleuchtung, Heizung, Ventilation (nöthig scheinende Verbesserungen), Zustand der Heizapparate, Temperatur in den Klassen.

b) Sanitärer Zustand der Schule.

Giebt es eine besondere oder epidemische Krankheit? Sind Maassregeln der Desinfection nöthig? Ist der Schluss der Schule nöthig? Wie viel Kinder fehlten als krank bei der Visite? Welche Krankheiten dominiren? Wie viel ansteckende Krankheiten fand der Arzt bei der Visite, und wie viel Kinder hat er provisorisch aus der Schule entfernt? Welches ist die herrschende Krankheit unter diesen Kindern?

Dies sind die Reglements und Formulare der Pariser Schulärzte. Im Jahre 1882 zahlte die Stadt Paris diesen 114 Aerzten 684000 Frcs. jährlich; in letzter Zeit ist die Zahl derselben offenbar vermehrt worden; denn die neuesten Mittheilungen des Herrn Dr. Javal, der leider wegen schwerer Krankheit mir nur eine kurze Notiz senden konnte, lauteten, dass Paris jetzt jährlich 900000 Frcs. für Schulärzte ausgebe.

Es müssen jetzt auch Départements-Schulärzte in Paris existiren; denn einer Notiz[1] vom 20. December 1882 ist zu entnehmen, dass ihre Zahl von 1 auf 3 erhöht worden ist, und dass jeder dieser Départements-Schulärzte 4000 Frcs. erhält.

Wir haben also erfreulicherweise in Frankreich bereits jenen sogenannten bureaukratischen Apparat von städtischen und Regierungs-Schulärzten, den ich vorgeschlagen, der aber von Becker und von v. Hippel (s. oben S. 19 und 24) als ein viel zu umständlicher bezeichnet worden, „der alles hinter sich lässt, was jemals für eine specielle Aufgabe geschehen ist."[2]

In Lyon sind nach Napias seit dem 1. Januar 1880 Schulärzte angestellt. Die Stellen werden ausgeschrieben, die Dauer der Function

---

[1] *Revue d'hygiène.* Bd. IV. Nr. 12. p. 1085.

[2] *Bericht des Heidelberger Congresses.* 883. S. 184.

beträgt sechs Jahre (die Function ist nicht erneuerbar), und der Wechsel ist so organisirt, dass eine Bewerbung alle zwei Jahre stattfinden kann. Im September 1879 wurden die ersten sechs Stellen besetzt; nach einem Jahre kamen zwei Stellen hinzu. Es giebt also acht Schulärzte in Lyon, welches in acht Bezirke getheilt ist; jeder Bezirk hat etwa zwölf Elementarschulen und 4 bis 6 Kinderbewahranstalten. Die Schulärzte müssen zwei Mal monatlich die Schulen und vier Mal monatlich die Kinderasyle besuchen. Die Protokolle und Berichte sind ähnlich wie in Paris formulirt.

Die Schulärzte können Kinder mit ansteckenden Krankheiten ausschliessen, sie berathen kranke Kinder, welche ihnen zugeführt werden während ihrer Besuche, aber sie besuchen nicht die Kinder zu Hause. Bei Epidemieen geben sie die Vorsichts- und Desinfections-Maassregeln an und schliessen die verdächtigen Schulen. Die Stadt Lyon zahlt jedem Schularzt 1500 Frcs.

„Die Resultate sind befriedigend, sagt Napias; die Recrutirung geht gut; es bewerben sich die strebsamsten jungen Aerzte, dieselben, die sich für die Hospitäler melden. Die Reinlichkeit der Schulen ist gebessert worden; die ansteckenden Krankheiten der Kopfhaut sind in den städtischen öffentlichen Schulen verschwunden; (es ist allerdings bedauerlich, dass die Kinder, die daran leiden, in die Privatschulen aufgenommen werden). Betreffs der Locale und Möbel haben sich die Resultate noch nicht geltend machen können; die Competenz-Conflicte, die Verwaltungs-Empfindlichkeiten stellten sich noch dem vollkommenen Functioniren dieser nützlichen Thätigkeit der Schulärzte entgegen; aber die höheren Behörden, welche diese Hindernisse kennen, bemühen sich, sie zum Verschwinden zu bringen.“

Nach einem Artikel des Temps vom 15. März 1886 existiren auch in Havre, Reims, Nancy und Amiens jetzt Schulärzte.

2. Belgien.

In Brüssel sind seit 1874 Schulärzte thätig.[1] Dr. Janssens, inspecteur en chef du service de santé, hat 1880 eine somatologische Karte für Schulärzte ausgegeben, welche lautet: „Schule, Name, Vorname, Nationalität der Eltern, Sprache, Geburtsort, Geburtstag. — Datum der Beobachtung, Alter, Körperbau (taille), Gewicht, Kopfumfang, Kopfdurchmesser, Brustumfang, Brustdurchmesser, Lungencapacität, Zugkraft, Haarfarbe, Augenfarbe. — Angeborene und erworbene Verletzungen oder Krankheiten; Sehschärfe; Zähne, Zahnoperationen; Revaccination mit und ohne Erfolg;

[1] Vgl. Huart, *Mittheilungen auf dem Genfer Congress.* S. 441 und Ellinger, *Der ärztliche Landesschulinspector.* Beilage S. 66—70.

Zahl der Pusteln. — Praeventive Medication begonnen und beendet. Andere Beobachtungen."

Die Formulare (abgedruckt in Ellinger) sind ganz ähnlich denen in Paris.

3. Schweiz.

In Genf hatte sich das Schuldepartement bis 1882 darauf beschränkt, in speciellen Fällen, wenn eine contagiöse Krankheit ausbrach oder Schullocale schlecht waren, durch einen Arzt die Schule untersuchen und sich einen Bericht einreichen zu lassen, nach dessen Rathschlägen sie verfuhr. Damals wurde ein Specialcredit in das Budget von Genf eingestellt, um specielle Schulärzte anzustellen; denn das Département des öffentlichen Unterrichts legte der ärztlichen Inspection grosse Wichtigkeit bei. Bouvien, Secretair des öffentlichen Unterichtes, theilte dies auf dem Congress in Genf mit.[1]

Die neuesten Nachrichten verdanke ich Hrn. Dr. Haltenhoff in Genf, der mir am 20. März d. J. schrieb, dass die grossartige und unfruchtbare Zersplitterung der Schweizer Verhältnisse sich auch in der Schularztfrage geltend mache. „Von einem „„Cantönli"" zum anderen wechseln Gebräuche, Gesetze und Einrichtungen. In einigen Cantonen[2] mag diese Einrichtung mehr oder minder bestimmte Formen angenommen haben; in den meisten besteht sie überhaupt nicht als allgemeine Maassregel. Hier in Genf ist die Rede davon, so etwas in's Leben zu rufen. Bis jetzt waren 1 bis 2 Aerzte von Zeit zu Zeit mit Schulbesuchen beauftragt und schrieben dafür ihre Rechnungen an das Unterrichts-Département. Speciell competente Collegen wurden dafür nicht auserwählt. Das neu eingerichtete „Bureaux de salubrité publique" ist soeben mit den Vorbereitungen zu einem ärztlichen Schulinspections-Regulativ beschäftigt. .... Es giebt kein Bundesgesetz und keine Bundesinstruction über diese, den 25 Einzelstaaten unseres Staatenbundes noch ganz überlassene Sache! Wenn ich Ihnen sage, dass kürzlich hier ein neues Gymnasium errichtet und bezogen worden ist, dessen Pläne nicht einem einzigen hygienischen Sachverständigen gezeigt wurden, so ersehen Sie daraus, wie die Zustände bei uns sind. Die Nachbargemeinden in

---

[1] *Compte rendu.* p. 442.

[2] Während der Correctur erhielt ich: *Instructions résumées pour l'hygiène des écoles de la ville de Lausanne.* 1884. Eine gute Zusammenstellung, unterzeichnet „Le médecin des écoles Docteur Joël." Am Ende spricht der Schuldirector Roux die Hoffnung aus, dass alle Schulvorsteher und Vorsteherinnen so exact als möglich alle Wünsche, welche dieser Schularzt in Bezug auf die Locale, die Temperatur u. s. w. ausspricht, erfüllen werden. — Vgl. ferner Dr. Joël's Bericht „Ueber die Fortschritte der Schulhygiene in Lausanne seit dem internationalen Genfer Congress im Jahre 1882" im *Compte rendu des Congresses zu Haag.* 1884. Bd. II. p. 182.

Savoyen haben es besser, weil das neue französische Schulbauregulativ, welches sehr gut ist, für sie obligatorisch ist."

4. England.

Hermann Weber berichtet in seinem interessantem Vortrage: „Ueber Schulhygiene in England" (Wiesbaden 1884; daselbst auch die englische Litteratur über diesen Gegenstand S. 17): „England hat noch keine von der Regierung angestellten Schulärzte und keine speciellen Gesetze über Einrichtung von Schulen. Man kann sich aber auf den *Public Health Act* von 1875 stützen, welcher ein Regulativ über die Einrichtung „des Hauses" enthält. Diejenigen Schulen, welche dieses Regulativ erfüllen, erhalten einen jährlichen Beitrag, der ihnen entzogen wird, wenn sie ihm zuwider handeln.

Die Medical Officers of Health (öffentlichen Gesundheitsärzte) machen in ihren Berichten die Schulbehörden auf Mängel in den Schulen aufmerksam. Auch betreffs der ansteckenden Krankheiten giebt es keine speciellen Gesetze in England; es gelten nur die allgemeinen Gesetze der Health Act und der Code of Regulations of the Education Department von 1884. Da ist es nun nach § 126 der Health Act strafbar, mit ansteckenden Krankheiten auf öffentlichen Plätzen und Versammlungen zu erscheinen oder inficirte Kleidungsstücke auf solche Plätze zu bringen; das gilt also auch für Schüler, die mit angesteckten Personen verkehren und ohne vorherige Desinfection in die Schule kommen.

Der Schulvorsteher muss der Aufforderung der Sanitätsbehörde folgen und die Schule schliessen, wenn das zur Vermeidung der Ansteckung von Epidemieen verlangt wird; er darf jedoch an die Schulbehörde appelliren, wenn er die Anordnung für unbegründet hält. (Eine Art von Mangel für die Handhabung der hygienischen Gesetze in diesen Elementarschulen besteht in dem Umstande, dass die Vorsteher zum Theil nach dem Besuche der Schulen bezahlt werden, so dass die Versuchung besteht, Schüler kommen zu lassen, die lieber fern gehalten werden sollten).

In Irland hat die Public Health Act von 1878 eine mehr bestimmte Verordnung, indem es dort heisst, dass „jede Person strafbar ist, welche ein Kind, das eine ansteckende Krankheit gehabt hat, innerhalb der ersten drei Monate vom Beginn der Krankheit, oder ein Kind, welches in einem Hause gewohnt hat, in welchem eine ansteckende Krankheit ist, innerhalb sechs Wochen zur Schule schickt ausser wenn der Arzt bescheinigt, dass das Kind frei von Krankheit und Ansteckungsfähigkeit, und dass die Kleidung desinficirt sei."

Die öffentlichen höheren Schulen (public schools) haben meist ihre eigenen Schulärzte, welche entweder dort wohnen oder doch täglich Besuche machen.

Es scheinen diese Anstalten zugleich Internate zu sein; sie haben ein Sanatorium für ansteckende Krankheiten und ein eigenes kleines Haus für Scharlachkranke (fever cottage) mit getrennten Pflegerinnen.

Die Pflichten des Schularztes werden von Dr. Clement Dukes, dem Arzte an Rugby School (bei London), in seinem ausgezeichneten Artikel Health at School in dem Book of Health (London 1883 p. 709) folgendermaassen angegeben:

1. Behandlung von Unglücksfällen und Krankheiten jeglicher Art.

2. Ueberwachung der sanitären Einrichtungen in den Schulhäusern, Wohnhäusern der Lehrer und Schüler und in den Krankenabtheilungen.

3. Verhütung der Einschleppung ansteckender Krankheiten und möglichste Beschränkung im Falle der Einschleppung.

4. Verhinderung der Verschleppung aus der Schule in das Elternhaus.

Wenn ein Knabe während der Ferien ein Haus betreten hat, in welchem eine ansteckende Krankheit war, wird eine Quarantaine für ihn angeordnet von 3 Wochen bei Scharlach, von 16 Tagen bei Masern, 14 Tagen bei Pocken und Mumps. Dadurch soll es gelungen sein, während der letzten 14 Jahre in einer Schule jegliche Scharlachepidemie zu verhüten. Kinder, welche in der Schule erkranken, werden nicht nach Hause geschickt, sondern in dem Sanatorium gepflegt und erst, wenn sie desinficirt sind, nach Hause entlassen.

H. Weber schliesst seine Mittheilungen mit folgenden Worten: „Was wir vor allem erstreben müssen und hoffentlich erringen werden, ist die Anstellung von ärztlichen Inspectoren der Schulen, welche die Schulen häufig besuchen, die Lage und Einrichtung der Schulhäuser überwachen, über die Natur und Dauer des Unterrichtes und der körperlichen Uebungen berathen, welche es aber als Hauptpflicht ansehen, die Verbreitung der ansteckenden Krankheiten unter den Schulkindern und durch die Schulkinder in der Aussenwelt zu verhüten.“

5. Schweden.

Dort giebt es seit 1878 Schulärzte. Dr. Goldkuhl, Schularzt in Wexiö, Verfasser von „Handledning i Skolhygienen“ (Stockholm 1885) sendete mir freundlichst die Uebersetzung eines Circularschreibens der Königl. Medicinaldirection an die Aerzte der allgemeinen Unterrichtsanstalten des Reiches nebst Formular zur Berichterstattung über die Gesundheit der Schüler (gegeben am 31. October 1879). Darin ist angeordnet, dass der Director bei den Anstalten, „wo es für diese Zwecke erforderliche Mittel giebt“, einen Arzt annehmen solle, welcher mittellose Schüler bei Krankheiten behandeln und die Umstände untersuchen soll, welche auf die Gesundheit der Schüler eine schädliche Einwirkung haben können, und der dem Director mit Anweisung zur Beseitigung derselben an die Hand geht. Am Anfange und Ende jedes Semesters soll der Schularzt alle Schüler besichtigen und Berichte laut Formular erstatten, die an die Medicinaldirectoren gehen und die namentlich Körperbau, etwaige Bleichsucht, Blutmangel, Kopfschmerzen, Nasenbluten etc. betreffen. Die Myopie soll gegen Ende des Ostersemesters mit Hülfe von Gläsern bestimmt werden und zwar nach dem Metersystem; doch ist dieser Bericht über die Kurzsichtigkeit einstweilen noch nicht obligatorisch. Ferner soll über die Krankheitsfälle, die der Schularzt nicht behandelt hat, sondern die von anderen Aerzten bei den Schülern behandelt wurden, Bericht erstattet werden.

In dem soeben erschienenen grossen Werke von Axel Key in Stockholm (*Redogörelse för den hygieniska Undersökningen 1885*) sind in Capitel XIII auch Mittheilungen über Schulärzte enthalten, die ich aber leider aus Mangel an Sprachkenntniss nicht verstehe.[1] Es ist sehr zu bedauern, dass dieses, wie schon aus den Tabellen ersichtlich, äusserst gründliche Werk nur in schwedischer Sprache erschienen ist.

6. Ungarn.

Der Minister Trefort beabsichtigt neuerdings[2] den Unterricht in der Hygiene in allen Mittelschulen Ungarns als besonderen Lehrgegenstand einzuführen.

Als Lehrer sollen Aerzte angestellt werden, deren Aufgabe es sein wird, ausser dem Unterricht in der Gesundheitspflege die Schulen und die Schüler in sanitärer Beziehung zu überwachen, das Gebäude, die Einrichtung und Instandhaltung zu beobachten und die Aufmerksamkeit der Schulbehörde auf Krankheiten, sowie auf sanitäre Mängel hinzulenken. Zur Ausbildung geeigneter Lehrkräfte wird an der Budapester und Klausenburger Universität ein „hygienischer Professoren-Uebungs- und Qualifications-Lehrcursus“ in's Leben gerufen, der drei Monate dauern soll. Die

---

[1] Während der Correctur erhalte ich durch die Güte des Hrn. Dr. Wawrinsky, Gesundheits-Inspectors in Stockholm, die Uebersetzung des wesentlichen Inhaltes von p. 600 u. ff. des Key'schen Werkes. Ich ersehe daraus, dass es in Schweden schon seit 1845 Schulärzte gab, die jedoch mit der Hygiene nichts zu schaffen, sondern nur erkrankte Schüler zu behandeln hatten. Erst 1863 wurde angeordnet, dass die Schüler in jedem Semester vom Arzte betreffs ihrer Theilnahme am Turnen untersucht werden sollen. Das Königl. Comité schlägt aber jetzt vor, dass bei jeder Schule ein Schularzt und ein technischer Assistent desselben officiell angestellt werden soll, deren Aufgaben wesentlich mit den in den Genfer Thesen aufgestellten zusammenfallen.

[2] Vgl. *Zeitschrift des Centralvereins für Körperpflege in Volk und Schule.* Düsseldorf. April 1886.

Theilnehmer haben sich nach Beendigung des Cursus einer Prüfung zu unterziehen und erhalten im Falle des Erfolges ein Professorendiplom für Hygiene an Mittelschulen.

Wegen des hohen allgemeinen Interesses und der Eigenartigkeit der Bestimmungen folgt hier wörtlich das neue Normativ des Königl. Ungarischen Unterrichts-Ministeriums bezüglich der an Mittelschulen (d. h. Gymnasien und Realgymnasien) anzustellenden Schulärzte und Professoren der Hygiene.[1]

1. Heranbildung.

§ 1. An Mittelschulen kann als Schularzt und Professor der Hygiene nur der angestellt werden, der an einer der Landes-Universitäten ein Diplom als Professor der Hygiene erworben hat.

§ 2. Zu diesem Behufe wird an den medicinischen Fakultäten der Universitäten ein Lehrcursus für Schulärzte und Professoren der Hygiene errichtet.

§ 3. Dieser Lehrcursus wird immer im 1. Semester des Schuljahres abgehalten; er beginnt am 15. September und endet am 15. December.

§ 4. Am Beginne jeden Schuljahres werden die Abhaltungen des Cursus, sowie die Aufnahmebedingungen durch den Dekan verlautbart.

§ 5. Von den sich meldenden Candidaten können an jeder Universität 20 aufgenommen werden. In besonders berücksichtigenswerthen Fällen kann der Minister die Ueberschreitung dieser Zahl verfügen.

§ 6. In erster Reihe werden Doctoren der Medicin aufgenommen; sollten sich diese nicht in genügender Zahl melden, können auch Rigorosanten aufgenommen werden.

§ 7. Die mit den Belegen equipirten Aufnahmegesuche sind vom 1. bis 10. September beim Dekan der Fakultät einzureichen.

§ 8. Im Falle sich Bewerber in grösserer Zahl einstellen, geschieht die Auswahl nach Würdigkeit und Eignung durch den Dekan und den Fachprofessor. Später eingereichte Gesuche sind, falls die Zahl nicht complet ist, dem Unterrichts-Minister zu unterbreiten, der die nachträgliche Aufnahme verfügen kann.

§ 9. Die in den Lehrcursus aufgenommenen Candidaten erhalten vom Dekan einen Aufnahmsbogen, womit sie sich beim Fachprofessor inscribiren.

§ 10. Wer sich in der ersten Woche des Cursus beim Fachprofessor nicht meldet, wird als zurückgetreten angesehen.

---

1 *Pester medicinisch-chirurgische Presse.* 1885. Nr. 51 und *Veröffentlichungen des Kaiserl. Gesundheitsamtes.* X. Jahrgang. Nr. 21. Berlin 25. Mai 1886.

§ 11. Der Lehrplan des Cursus umfasst die Schulhygiene und den in den Mittelschulen vorzutragenden Theil der Gesundheitslehre; dieser Plan wird nach Anhörung der betreffenden Professoren durch den Unterrichtsminister festgestellt.

§ 12. Der Unterricht wird im hygienischen Institute der Universität durch den Professor der Hygiene ertheilt.

§ 13. Die Frequentanten des Cursus sind verpflichtet, in den Lehrstunden und bei den Uebungen zu erscheinen und sich daran zu betheiligen. Am Schluss des Curses wird die Frequentation auf dem Aufnahmsbogen testirt. Im Falle anhaltender Nachlässigkeit und entschiedenen Zurückbleibens kann der Professor die Bestätigung der Frequentation verweigern.

2. Prüfung.

§ 14. Zur Prüfung werden Jene zugelassen, die in der betreffenden Universität den Lehrcursus frequentirt haben. In besonders berücksichtigenswerthen Fällen kann der Unterrichtsminister, nach Anhörung der Universität, durch ihre Vorbildung und litterarische Leistungen hervorragende Doctoren der Medicin, auch wenn sie am Cursus nicht theilgenommen haben, zur Prüfung zulassen.

§ 15. Mitglieder der Prüfungs-Commission sind a) der Dekan der medicinischen Fakultät, b) der Professor der Hygiene als Examinator, c) ein Delegirter des Unterrichts-Ministeriums.

§ 16. Die Prüfung ist eine praktische und eine mündliche. Bei der praktischen Prüfung demonstrirt der Candidat einen Vortragsversuch oder vollzieht eine schulhygienische Untersuchung, wozu ihm mindestens $^1/_4$ Stunde gewährt wird. Bei der mündlichen Prüfung, die $^3/_4$ Stunden dauern kann, hat der Candidat seine hygienischen Kenntnisse und seine Vortragsfähigkeit nachzuweisen.

§ 17. Die Prüfung kann unmittelbar am Schlusse des Cursus (spätestens im Laufe eines Jahres), abgelegt werden. Die Prüfungen werden in den Monaten December, März, Juni und September abgehalten.

§ 18. Zur Prüfung hat sich der Candidat mit seinem Aufnahmsbogen oder mit der ministeriellen Erlaubniss (§ 14) beim Dekan zu melden, welcher den Termin der Prüfung bestimmt und hiervon sowohl den Candidaten als auch die Prüfungs-Commission verständigt. Die praktische Prüfung wird durch den Fachprofessor vor der mündlichen erledigt, das Resultat durch denselben der Commission mitgetheilt. Die mündliche Prüfung wird vor der ganzen Commission abgelegt; bezüglich der hygienischen Kenntnisse wird der Calcül durch den Delegirten des Unterrichts-Ministeriums eingetragen. Ueber Annahme der Prüfung entscheidet die Commission, bei abweichenden Ansichten mit Stimmenmehrheit. Rigorosanten, die am Cursus theilgenommen haben, können erst nach Erlangung des Doctor-Diploms zur Prüfung zugelassen werden.

§ 19. Der Calcül für die einzelnen Theile der Prüfung ist „genügend“ oder „ungenügend“; der nichtbestandene Theil der Prüfung kann — frühestens nach drei Monaten — wiederholt werden.

§ 20. Ueber die Prüfungen ist ein Protokoll zu führen, welches die einzelnen Calcüle und die Unterschriften der Commissionsmitglieder enthält.

§ 21. Nach gut überstandener Prüfung erhält der Candidat ein Diplom, welches vom Dekan, vom Fachprofessor und vom Delegirten des Ministeriums unterfertigt und mit dem Siegel der Fakultät versehen wird.

§ 22. Der Cursus ist unentgeltlich. Für die Prüfung sind beim Dekan 9 fl. zu erlegen, welche unter den Commissions-Mitgliedern zu gleichen Theilen vertheilt werden; im Falle einer Wiederholung ist die Prüfungsgebühr noch einmal zu erlegen. Für das Diplom ist 1 fl., an Stempelgebühr gleichfalls 1 fl. zu entrichten.

§ 23. Jene Candidaten, die auf Grund ministerieller Erlaubniss zur Prüfung zugelassen werden (§ 14), haben ausser den genannten Gebühren (§ 22) den Betrag von 50 fl. beim Dekan zu erlegen. Die unter diesem Titel einlaufenden Beträge dienen zur Deckung der Ausgaben des hygienischen Instituts und werden durch den betreffenden Professor verrechnet.

3. Die Dienstverhältnisse der Mittelschulärzte und Professoren der Hygiene.

§ 24. Nach Erlangung des Diploms führt der Candidat den Titel „qualificirter Professor der Hygiene für Mittelschulen“; nach seiner Anstellung: „Mittelschularzt und Professor der Hygiene“.

§ 25. An jeder Mittelschule werden nach diesem Normativ qualificirte Schulärzte und Professoren der Hygiene angestellt. An vollständigen Staats-Mittelschulen wird der Gehalt des Schularztes mit 200 fl., an nicht vollständigen Mittelschulen, wo der Unterricht der Hygiene wegfällt, mit 100 fl. festgesetzt. Wo die materiellen Kräfte der Schule nicht ausreichen, kann der Minister zu diesem Zwecke eine Subvention gewähren.

§ 26. Aufgaben des Schularztes und Professors der Hygiene: a) Ueberwachung der Schule vom hygienischen Standpunkte; Controle des Gesundheitszustandes der Schüler im Sinne der vom Unterrichts-Minister erlassenen Instruction. b) Controle der für die Schüler vermietheten Wohnungen, sowie ihrer Verpflegung; die Untersuchungen von Privathäusern können nur im Auftrage des Directors vollzogen werden. c) Unterricht der Gesundheitslehre nach dem vom Minister erlassenen Lehrplan. Im Auftrage des Ministers müssen die Schulärzte und Professoren der Hygiene gegen entsprechende Gebühren auch in anderen schulhygienischen Agenden vorgehen.

§ 27. Der Schularzt und Professor der Hygiene ist Mitglied des Lehrkörpers und in hygienischen Fragen stimmberechtigt.

§ 28. Derselbe muss in allen, auf die hygienischen Erfordernisse der Schule und auf den Gesundheitszustand der Schüler bezüglichen Fragen angehört werden; von seiner Wohlmeinung kann der Leiter der Anstalt nur über eigne Verantwortung abweichen.

§ 29. Die Gesundheitslehre ist in jeder vollständigen Mittelschule (Gymnasium und Realschule) in der 7. und 8. Klasse als ausserordentlicher Lehrgegenstand — im ganzen Schuljahre, wöchentlich zwei Stunden — vorzutragen. Am Beginne eines jeden Schuljahres hat die Schuldirection die Eltern und Vormünder auf die Wichtigkeit des Gegenstandes aufmerksam zu machen. An nicht vollständigen Mittelschulen hat der angestellte Professor der Hygiene nur die Agenden des Schularztes zu versehen.

§ 30. Am Schlusse des Schuljahres muss auch aus der Gesundheitslehre geprüft werden; die Classification des Fortschrittes ist sowohl in die Trimestralausweise, als auch in das Jahreszeugniss einzutragen.

7. Deutschland.

Weder hier noch in Oesterreich gab es bisher Schulärzte. In Frankfurt a./M. ist allerdings ein Stadtarzt vor einigen Jahren ernannt worden. Dieser, Hr. Sanitätsrath Dr. Spiess, schreibt mir aber: „Praktische Erfahrungen von Schulärzten kann ich Ihnen nicht mittheilen, da ich hier zwar Stadtarzt, aber nicht Schularzt bin und nicht einmal in der Schuldeputation Sitz und Stimme habe, sondern nur zugezogen werde, wenn die Behörde es für gut findet. Im Uebrigen aber erstreckt sich meine Thätigkeit sehr vielfach auf die Schulen, und kann ich nicht genug anerkennen, wie ich bei den Schulbehörden und namentlich bei den Rectoren und Lehrern fast ausnahmslos Verständniss und bereitwilliges Entgegenkommen finde.“

IV. Vorschläge betreffs Einführung von Schulärzten, speciell in Breslau.

Wie wir gesehen haben, ist das Verlangen nach Schulärzten in ärztlichen Kreisen schon längst vorhanden, das Gebiet ihrer Aufgaben schon ziemlich gut umgrenzt und in einzelnen Ländern ihre Thätigkeit bereits im Gange.

Was kann nun in Breslau geschehen?

Zunächst wäre man natürlich geneigt, an die Initiative des Staates zu denken. Doch ist das Kgl. Ministerium meines Wissens der Frage noch nicht näher getreten.

Wenn die Königl. Regierung amtliche und besoldete Schulärzte anstellen wollte, so wäre dies gewiss der beste Weg sowohl für die königlichen als für die städtischen Schulen.

Auf Requisition der Stadtschuldeputation kann zwar, wie uns jüngst Hr. Polizei-Physikus Schlockow mittheilte, der Hr. Polizei-Präsident, also auch der Physikus bei städtischen Schulen einschreiten.

Aber wie ist es möglich, dass die drei Physici in Breslau die 164 Schulen überwachen können, zumal sie ja durch sehr viele andere Amtsgeschäfte in Anspruch genommen und daneben noch auf Privatpraxis angewiesen sind

Der Physicus hat zwar nach den neuesten Bestimmungen der Breslauer Regierung (siehe oben S. 14) die Pflicht, alle neuen Schulbaupläne zu prüfen, und wir dürfen daher hoffen, dass in Zukunft keine fehlerhafte Anlage mehr stattfinden werde. Aber auf die alten Schulen hat er gar keinen Einfluss, und gerade die Revision der bestehenden Schulen ist ja die Hauptsache, mit der wir beginnen müssen.

Darum steht auch an der Spitze der Genfer Thesen der Satz: „Vor allem ist eine umfassende hygienische Revision aller jetzt benützten öffentlichen und Privatschulen schleunigst nothwendig.“ —

Man hat gesagt: „In der Stadtschuldeputation sitzt ein Arzt, das ist der Schularzt.“ Aber selbst wenn derselbe nicht ein beschäftigter praktischer Arzt, sondern ausschliesslich Schularzt wäre, würde er bei allem Eifer doch nicht im Stande sein, die 907 Klassen in Breslau hinreichend oft zu revidiren.

Mit der Hygiene der Privatschulen und Kleinkinderbewahranstalten hat sich bisher wohl Niemand officiell befasst; auch sie stehen unter der städtischen Schuldeputation. Wir wagen zu behaupten, dass sie ad hoc kaum je ein Arzt betreten hat, und dass auch in ihnen gar manches sich nicht mit der Hygiene verträgt; ich erinnere nur beispielsweise an den oben mitgetheilten Fall von den sieben Nachtgeschirren im Schulzimmer der Kinderbewahranstalt. Es giebt Privattöchterschulen, die keinen Hof oder Garten haben, so dass die Mädchen beständig in den Zimmern oder in engen Corridoren während der Pausen bleiben müssen. Es giebt auch in den Privatschulen mitunter finstere Klassen nach dem Hofe hinaus, wenn sie auch meist des billigeren Preises wegen im helleren dritten Stockwerk untergebracht sind u. s. w. u. s. w.

Natürlich ist eine ärztliche Revision weder den Privat- noch den öffentlichen Schulen angenehm.

Die Eifersucht der Directoren auf die Schulärzte, welche Virchow in seinem Gutachten (siehe oben S. 14) erwähnt, mag vielleicht mit einer gewissen Besorgniss zusammenhängen, dass alte Schäden aufgedeckt werden. — Alle Privat-Heilanstalten müssen sich eben so wie alle öffentlichen Heilanstalten jährlich einer Local-Revision seitens des Physicus unterwerfen. Man kann wohl annehmen, dass die Aerzte in ihrem eigensten Interesse, um die Zahl ihrer Heilungen zu vermehren, alles in ihren Privatanstalten spontan thun werden, was für die Hygiene ihrer Kranken wirklich von Nutzen sein kann, — und doch müssen sie revidiren lassen.

Was würden die Physiker, wenn sie pedantisch vorgehen wollten, erst in den Schulen zu moniren haben! Keinesfalls darf uns die Besorgniss, dass die Revision den Lehrern und Schulvorstehern unangenehm sei, vor dem Wunsche nach ärztlicher Schulinspection zurückschrecken lassen.

Wir stehen nun der ganz concreten Frage gegenüber: „Wie viel Schulärzte sind in Breslau nöthig?“ Nach den neuesten Mittheilungen des Herrn Director Dr. Neefe[1] gab es in Breslau Ostern 1885 34 Kinderbewahranstalten und Kindergärten, 83 Elementarschulen, 31 Mittelschulen und 16 höhere Schulen. Zusammen 164 Schulen mit 907 Klassen und 48222 Schülern.

Schon in Genf wurde die These angenommen, dass kein Schularzt mehr als 1000 Schüler zu beaufsichtigen haben solle. Es würden also in Breslau mindestens 48 Schulärzte nöthig sein. In der letzten Sitzung der Section hat Herr College Hepner schon für die Kinderbewahranstalten vorgeschlagen, die nöthigen Aerzte ihr Amt als städtisches Ehrenamt bekleiden und sie gratis fungiren zu lassen; ich konnte schon in jener Sitzung hinzufügen, dass ich, von einem gleichen Gedanken geleitet, bereits 12 Collegen um event. Uebernahme des Amtes gebeten und von ihnen Zusagen erhalten hatte, und zwar nicht bloss für die Kleinkinderbewahranstalten, sondern auch für die höheren Schulen. Alsdann wandte ich mich mittels Circulär an 130 hiesige Collegen, welche ich kenne, und von denen ich voraussetzte, dass ihnen die Sache nicht unsympathisch sei, und dass sie für ein solches Ehrenamt vielleicht Zeit finden könnten.

Auf die 130 Anfragen erhielt ich 88 Antworten: 25 Collegen lehnten wegen Mangel an Zeit oder wegen Collision mit ihren Pflichten als Communal-Aerzte ab, betonten aber fast sämmtlich, dass sie mit dem

[1] *Monatsberichte des statistischen Amts der Stadt Breslau.* Mai 1885.

Princip der freiwilligen Schulärzte vollkommen übereinstimmen. Sechs Herren wollten erst die nöthigen Vollmachten abwarten, die dem Schularzte werden gegeben werden; aber 57 Collegen, deren Liste unten folgt, haben bedingungslos sich verpflichtet, eine Stelle als Schularzt gratis zu übernehmen.[1]

Da 48000 Schulkinder in Breslau sind, würden auf jeden der 57 Schulärzte etwa 850 Schulkinder kommen; von den 907 Klassenzimmern hätte ein jeder etwa 16 zu revidiren.

Diese Bereitwilligkeit der genannten Collegen ist der sicherste Beweis, dass die Nothwendigkeit von Schulärzten für Breslau von den Aerzten der Stadt anerkannt wird, und dass die Königliche Regierung sich nicht getäuscht hat, als sie in ihrer Verordnung vom 18. December 1882 aussprach: „Es empfiehlt sich, dass die am Orte befindlichen Aerzte für diese wichtige Angelegenheit interessirt und herangezogen werden, welche in ihrem Gemeinsinne schon gern entgegenkommend sein werden."

Mit dieser Opferwilligkeit von 57 Collegen fällt der letzte Einwand, den man dem Institut der Schulärzte in Breslau machen konnte. Man hat und zwar mit einem gewissen Rechte betont, dass der Schuletat die Stadt Breslau ganz enorm belaste, er verschlinge Millionen, wie würde man da noch Mittel zur Besoldung von Schulärzten gewinnen können? Nun erbietet sich eine so grosse Zahl von Aerzten, gratis die Stellen zu übernehmen. Es dürfte daher den städtischen Behörden wohl

[1] Es sind dies die Herren Dr. Dr.:

Th. Körner.
Hirt, Prof.
Grempler, Sanitäts-Rath.
Reich.
H. Friedländer.
E. Stern.
Elias, Sanitäts-Rath.
Leppmann.
S. Fränkel.
Bahr, Ober-Stabsarzt.
G. Joseph, Docent.
J. Wolff.
Dittmar.
Markusy.
Asch.
Reinkoben, Kr.-Wundarzt.
M. Friedländer.
Hannes.
Skutsch, Sanitäts-Rath.
Callomon.
Junkmann.
Rosemann.
Steinitz.
Eger.
J. Juliusberg,
Kaiser.
Toeplitz.
Dienstfertig.
Auerbach, Prof.
H. Stern.
S. Kohn.
Simm.
Hiller, Docent.
Schäfer.
G. Cohn.
G. Fränkel.
R. Kohn.
Hepner.
Schlesinger.
Schnabel, Sanitäts-Rath.
H. Körner.
Beyer.
E. Richter, Prof.
Rosenstein.
Krauss.
Liess.
Senftleben.
Unverricht, Docent.
Gottschalk.
E. Juliusburger.
Goldschmidt.
Leitzmann.
Klopsch, Geh.-Med.-Rath.
A. Richter.
Silbermann.
Fritsch, Prof., Med.-Rath.
H. Cohn, Prof.

nur erwünscht sein, dass sie von urtheilsfähigen Männern über die hygienischen Verhältnisse ihrer Schulen fortlaufend Berichte empfangen können.

Ueber die Organisation der Schulärzte lässt sich gewiss streiten; es sind dies aber rein formelle und administrative Fragen.

Es wäre wohl am einfachsten und leichtesten, wenn in das Curatorium jeder Schule Breslaus vom Magistrat ein Schularzt gewählt würde und zwar mit Sitz und Stimme im Curatorium.

Nach der Instruction für die Stadtschuldeputation[1] vom 2. Juni § 7 1877 sollen die Curatorien der städtischen Gymnasien, Realschulen, höheren Bürgerschulen und höheren Töchterschulen bestehen für jede dieser Anstalten aus dem Stadtschulrath, dem Director und zwei von der Stadtverordneten-Versammlung auf drei Jahre gewählten, vom Magistrat bestätigten Curatoren.

Die Schulvorstände jeder einzelnen Volksschule (§ 8) sollen bestehen aus den Decernenten der städtischen Schuldeputation, dem dirigirenden Lehrer und zwei von der Stadtverordneten-Versammlung auf drei Jahre gewählten, vom Magistrat bestätigten Schulvorstehern.

Nach den Instructionen für diese Curatorien und Schulvorstände[2] soll diesen die Aufsicht über das Schulgrundstück und über sämmtliche Räumlichkeiten der Anstalt, deren Einrichtungen und Ausstattung, überhaupt über das ganze Eigenthum derselben zustehen (§ 4) und ihre Geschäfte in Conferenzen erledigt werden, welche für die höheren Anstalten mindestens alle Vierteljahre einmal (§ 5) und für die Volksschulen (§ 11) wenigstens einmal monatlich stattfinden. Es heisst aber in der Instruction für die Curatorien der städtischen höheren Schulen ausdrücklich im § 5: „Die Einladung zu den Conferenzen hat der Vorsitzende nach Bedürfniss zu erlassen. Doch ist derselbe verpflichtet, auch auf besonderen motivirten Antrag eines Mitgliedes eine Conferenz anzuberaumen.“

Besteht nun das Curatorium nicht nur aus vier, sondern aus fünf Mitgliedern, deren einer eben der Schularzt ist, so kann letzterer seine Beschwerden allmonatlich, und wo es dringend ist, noch öfter vorbringen, und es unterliegt keinem Zweifel, dass dann die städtische Schuldeputation, in welcher ein Arzt nicht genügt, sondern in der eine Anzahl Aerzte sitzen sollten, in ganz anderer Weise über die sanitären Zustände unserer Schulen in Kenntniss gesetzt werden wird, als bisher.

Der Magistrat hat ja auch schon vor zwei Jahren erfreulicherweise sein Interesse an diesen Fragen documentirt, indem er unserer Commission die Untersuchung der höheren Schulen gestattete.

[1] Vgl. *Breslauer Bürgerbuch.* Morgenstern's Verlag. II. Jahrgang. S. 95.
[2] *Ebenda.* S. 105.

Und der gut informirte Magistrat wird gewiss bestrebt sein, festgestellten Uebelständen abzuhelfen und zwar so schnell als möglich abzuhelfen.

Schlimmstenfalls wird die beständige Wiederholung der Klagen durch den betreffenden Schularzt Verbesserungen herbeiführen, während jetzt vielleicht eine Klage, da sie nicht immer wiederkehrt, verhallt. Ein Beispiel: Als ich vor zwei Jahren öffentlich, gestützt auf positive Lichtmessungen, auf die finsteren Zimmer im Magdalenen- und Elisabet-Gymnasium aufmerksam machte, da traten allerlei Projecte von der Uebersiedlung des Elisabetanums in die katholische höhere Bürgerschule am Nicolai-Stadtgraben auf; man fragte den Baumeister, ob nicht noch ein Stockwerk auf das Magdalenaeum aufgesetzt werden könne (was leider unausführbar); man verwandelte die helleren Zimmer des Rectors in Klassenzimmer. Der öffentliche Nothschrei hatte für den Augenblick gewirkt; seitdem ist es still geworden; in den alten finsteren Zimmern wird weiter Unterricht ertheilt; die alten Gebäude werden nicht verkauft, von einer Dislocation hört man nichts. Wenn aber im Schulcuratorium ein Schularzt sitzt, der pflichtgemäss alle Monate seine berechtigten Klagen wiederholen wird, dann wird die Frage nicht verschwinden, sondern zu glücklicher Lösung geführt werden.

Wir hören mit Staunen, dass auf dem Rossmarkt ein sehr heller Platz zum Bau der Stadtbibliothek verwendet werden soll. Wäre es nicht besser, diese Bibliothek käme in das finstere Elisabet-Gymnasium und das Gymnasium auf den hellen Rossmarkt? Den Büchern schadet immerhin die Finsterniss noch weniger als den Schulkindern! —

Natürlich werden Geldausgaben für hygienische Verbesserungen in Zukunft unvermeidlich sein; denn viele Missstände sind so schwer, dass einzelne Locale werden ganz aufgegeben und das Schulmobiliar wird völlig geändert werden müssen. Die Gelder werden aber eher bewilligt werden, wenn 50 Schulärzte die Nothwendigkeit solcher Ausgaben betonen.

Mag man die Dictatur des Schularztes, wie sie früher vorgeschlagen, bemängeln; wir geben sie gern preis, wenn es uns gelingt, statt des einzigen „Dictators" 57 Aerzte in den Schulorganismus unserer Stadt zu bringen; mögen sie als Keil, wenn auch vielleicht langsam, aber um so stetiger die morschen und schlechten Einrichtungen sprengen! —

Wie es Conferenzen der Bezirksvorsteher, der Schiedsmänner, der Armenväter und Waisenpfleger giebt, so werden auch Conferenzen der städtischen Schulärzte von Zeit zu Zeit stattfinden müssen, damit die Erfahrungen der Collegen ausgetauscht und wichtige allgemeine Fragen discutirt werden können.

Dass das Institut der Schulärzte nicht für alle Zeit ein Ehrenamt und unbezahlt bleiben wird, ist gewiss anzunehmen, wenn man sieht, wie allmählich viele Ehrenämter, die ursprünglich nur der Opferwilligkeit Einzelner ihre Entstehung verdanken, später in besoldete Aemter verwandelt worden. Ich erinnere an die Feuerwehr, die Anfangs auch nur eine freiwillige war, an die Armen- und Hospital-Aerzte, deren Gratificationen ja von Jahrzehnt zu Jahrzehnt erhöht werden.

Einstweilen aber scheint es mir am Besten zu sein, wenn wir in einer von der hygienischen Section noch näher festzusetzenden Form den Magistrat 1) von der Bereitwilligkeit 57 hiesiger Aerzte zur unentgeltlichen Uebernahme der Schularztfunctionen in Kenntniss setzen und 2) denselben ersuchen, in jedes Schulcuratorium, bez. in jeden Schulvorstand einen Arzt zu wählen, der daselbst Sitz und Stimme hat, und der diese Stelle unentgeltlich als Ehrenamt bekleidet.

Gehen wir in Breslau den anderen deutschen Städten mit guten Beispiele voran, schon die Publication des ersten Resultates, dass eine so bedeutende Zahl von Aerzten hier bereit ist, sich der Aufgabe gratis zu widmen, wird auch anderwärts nicht ohne Folgen bleiben. —

Sorgen wir dafür, dass der Satz vieler Stockphilologen: Taceat medicus in schola! endlich einmal dem Satze weiche:

Audiatur et medicus in schola!

Verlag von VEIT & COMP. in Leipzig.

Falk, Prof. Dr. Friedrich, Kreisphysikus zu Berlin, **Die sanitätspolizeiliche Überwachung höherer und niederer Schulen und ihre Aufgaben.** Zweite vermehrte Ausgabe. gr. 8. 1871. geh. 2 *M* 40 *Pf*.

Nahlowsky, Prof. Dr. Jos. W., Allgemeine Ethik. Mit Bezugnahme auf die realen Lebensverhältnisse pragmatisch bearbeitet. Zweite, verbesserte u. vermehrte Auflage. gr. 8. 1885. geh. 7 *M*

Nahlowsky's Ethik, welche die „Zeitschrift für Gymnasialwesen" gelegentlich der Anzeige der zweiten Auflage als ein „Musterwerk" bezeichnet, hat sich in der ersten Auflage namentlich in pädagogischen Kreisen eingebürgert — ein erfreuliches Zeichen dafür, daß sich innerhalb der Lehrerkreise die Überzeugung von der Notwendigkeit, einen Einblick in die Prinzipien der Ethik und Psychologie zu gewinnen, immer mehr Bahn bricht. Die neue Auflage wird ganz besonders auch allen denen willkommen sein, deren Stellung im öffentlichen Leben häufig an sie die Anforderung stellt, sich über die wichtigsten rechtlichen, volkswirtschaftlichen, sozialpolitischen und kulturellen Fragen entscheiden zu müssen. Diese finden darin eine Übersicht der wesentlichen Funktionen des gesellschaftlichen Organismus und des gegenseitigen Ineinandergreifens derselben, und sie gewinnen damit die geeigneten Anhaltspunkte sowohl zur richtigen Würdigung der einzelnen gesellschaftlichen Einrichtungen, als auch zur Prüfung ihrer mancherlei Gebrechen.

Die übersichtliche Anordnung des Inhaltes, die geschmackvolle Darstellung sind von der gesamten Kritik bei Besprechung der ersten Auflage allgemein anerkannt worden.

Rönne, Ludwig von, Das Unterrichtswesen des Preußischen Staates. Eine systematisch geordnete Sammlung aller auf dasselbe Bezug habenden gesetzlichen Bestimmungen ꝛc. dargestellt unter Benutzung der im Justiz-Ministerium ausgearbeiteten „revidirten Entwürfe der Provinzial-Rechte." Zwei Bände. gr. 8. geh. 18 *M*; herabgesetzter Preis 12 *M*

Einzeln:

I. Band. Das Volksschulwesen des Preußischen Staates mit Einschluß des Privatunterrichts. geh. 9 *M* 50 *Pf*. Herabgesetzter Preis 6 *M* 50 *Pf*.

II. Band. Die höheren Schulen und die Universitäten des Preußischen Staates. geh. 8 *M* 50 *Pf*. Herabgesetzter Preis 5 *M* 50 *Pf*.

Ziller, Tuiskon, Grundlegung zur Lehre vom erziehenden Unterricht. Zweite, verbesserte Auflage, mit Benutzung des handschriftlichen Nachlasses des Verfassers, herausgegeben von **Theodor Vogt,** Prof. a. d. Universität Wien. gr. 8. 1884. geh. 8 *M*

Daß der Unterricht erziehend wirken solle, ist heutzutage allgemein anerkannt. Wie außerordentlich verwickelt aber diese Forderung ist, welche große Umsicht und Einsicht nötig ist, um sie nach allen Seiten hin erfüllen zu können, lehrt zum erstenmale das epochemachende Werk Zillers. Von der Unterscheidung des erziehenden und nicht erziehenden Unterrichts angefangen bis zu den Modifikationen, welche die Individualität notwendig macht, werden alle Rücksichten, die der erziehende Unterricht in Ansehung der Bedürfnisse des Staats und der Schule, der Unterrichtsmedien und der Hauptrichtungen geistiger Thätigkeit zu nehmen hat, ebenso alle Forderungen, die sich aus dem richtig aufgefaßten und würdigeren Zwecke desselben ergeben, eingehend erörtert, psychologisch und ethisch begründet und gegen alle anders beschaffenen Anschauungen, wie sie die Geschichte des Unterrichts und die gesamte Litteratur der Gegenwart darbietet, gesichert, so daß der Leser in allen einzelnen Fragen auf eine instruktive Weise philosophisch und historisch orientiert wird.

Druck von Metzger & Wittig in Leipzig.

www.ingramcontent.com/pod-product-compliance
Lightning Source LLC
LaVergne TN
LVHW042251300926
849161LV00003B/554